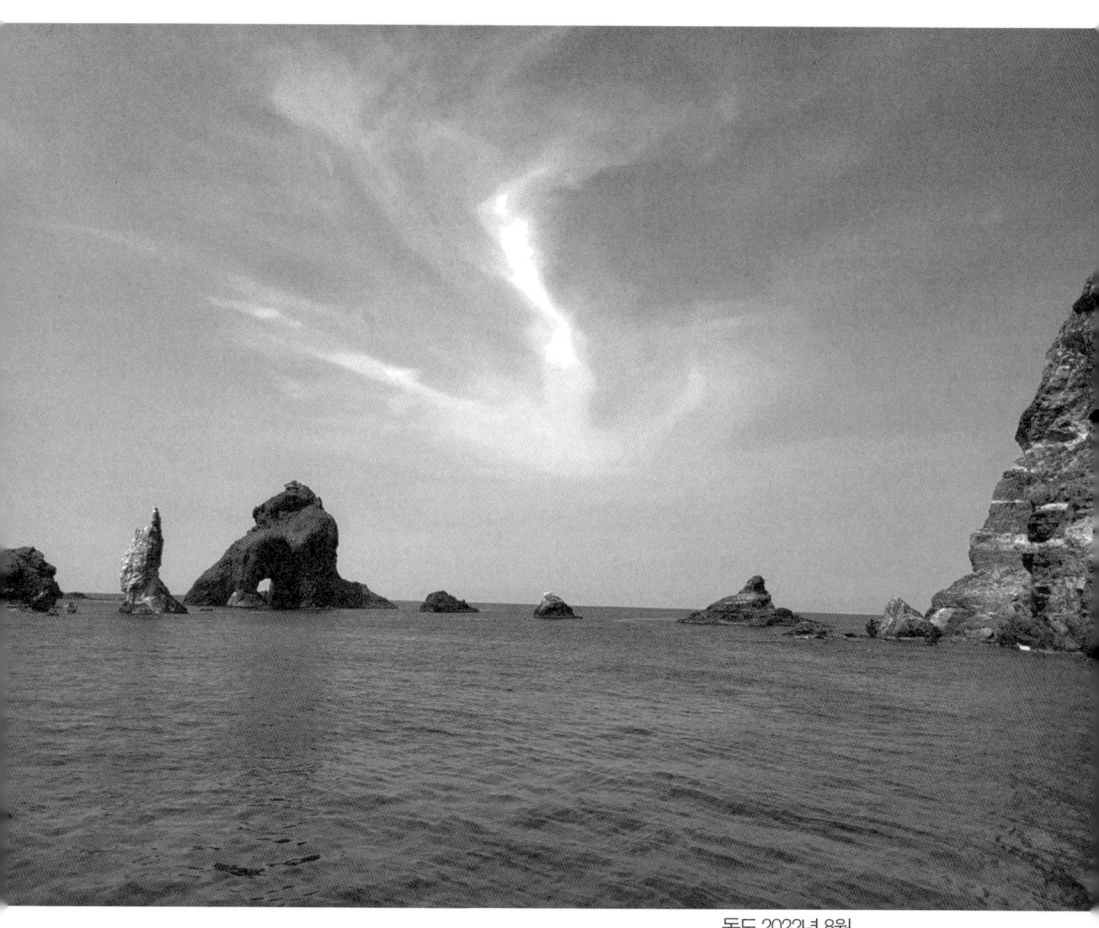

독도 2022년 8월

| 감수자(가나다순) |

김면기 박사
고려대학교 의대 졸업, 정신과 전문의
미국 볼티모어 스프링필드병원 정신과 의사
워싱턴 동양정신문화 연구회 회장

김영우 박사
총신대학교 총장
총신대학교 이사장
학교법인 선천학원 이사장

노영찬 박사
미국 버지니아 주립 죠지메이슨대학교 비교종교학과 교수
워싱턴 동양정신문화연구회 전문강사

박옥춘 박사
뉴욕 주립대학교 교수
미국연방 교육과학원 책임연구원
McREL 인터내셔날 시니어 펠로우

백 순 박사
서울대학교 법대 졸업
미국 워싱턴대학교, 킹스파크 대학교, 테네시 대학교 교수
미국 연방정부 노동성 선임경제학자
등단시인이자《조선문학》평론가

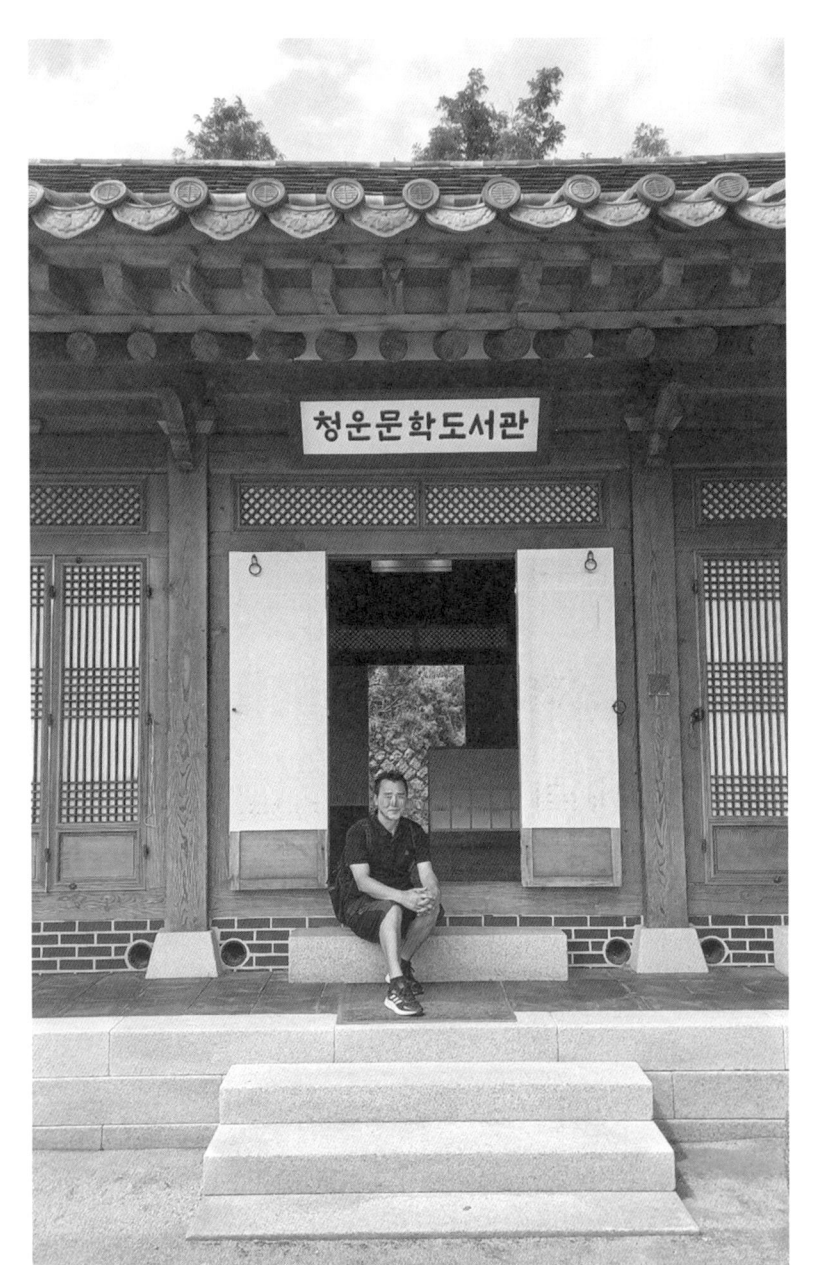

명상의 몸짓

道(깨달음)를 향한 몸짓

명상의 몸짓
道(깨달음)를 향한 몸짓

초판 1쇄 발행 : 2023년 8월 10일

저자명 : 김석련
펴낸이 : 김석련
펴 낸 곳 : 얼린태권도 연구소
등록 : 2022. 9. 13(제2022-000045호)
주소 : 서울시 노원구 동일로207길 23
E-mail : ytkd@korea.com
ISBN : 979-11-980129-7-5 03150
값 20,000원

ⓒ 김석련 2023

이 책은 저작권이 등록되어 있어 저작권법에 따라 보호받는 저작물이므로 무단 전재와 무단 복제를 금지하며 이 책 내용의 일부 또는 전부를 이용하려면 저작권자의 서면 동의를 받아야 합니다.

명상의 몸짓

道(깨달음)를 향한 몸짓

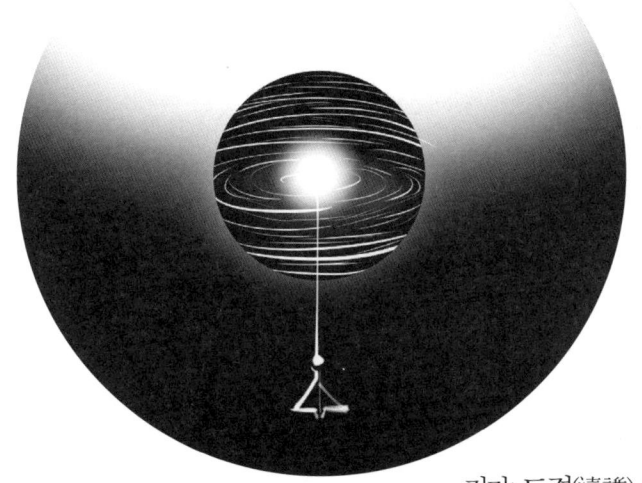

저자: 도겸(濤謙) 김석련(Ph.D.)

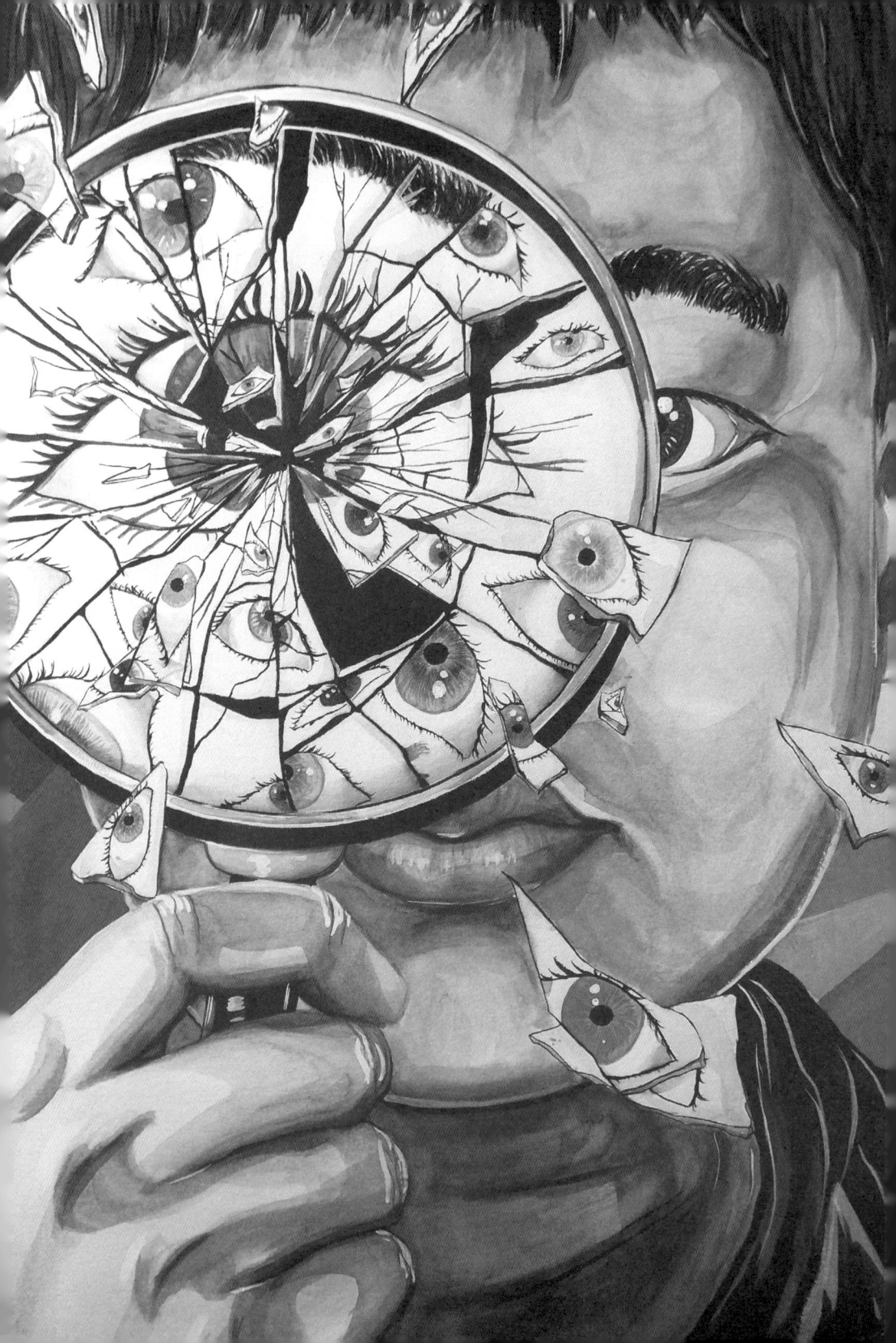

| 여는 시 |

명상의 몸짓

마음의 형상이 몸이요,
몸은 곧 삶이라.

삶은 생명이고,
생명은 생각 틀 안의 몸부림.

예(禮)를 갖춘 절제된 동작은
어긋남도 구속도 없는,

자유의 몸짓.
멈춤의 도(道).

순간 허공 중에 피었다 사라지는
육체의 꽃.

그 몸짓
"참 나"를 찾아가는 여행이어라.

| 서문 |

    태권도의 도(道)에 대하여 연구하는 과정에서 "명상의 몸짓"을 발견하게 되었으며 이에 대해 본격적으로 연구한지 약 10년 만에 결론에 도달하였다.
    필자는 고등학교 시절부터 왜 깊은 산으로 들어가야만 "도(道)"를 닦을 수 있지?
    일상생활 중에서 깨달음에 이를 수 있는 道의 수련방법은 없을까? 하고 스스로에게 질문을 한지 50여년 만에 얻은 결실이다.
    지나간 추억이지만 깨달음에 대한 목마름의 갈증을 해소하고자 필자는 계룡산에서 7일간의 단식명상과, 1주, 2주, 3주간의 단계적인 단식명상 수행과정에서 내가 나를 떠나는 체험을 통해 인식의 무한대 확장과 나 자신이 곧 우주요, 티끌 같은 먼지에 불과하다는 사실을 깊은 수준으로 이해되는 순간을 느껴 보았다.
    필자는 2008년 가족과 함께 미국에 가서 죠지메이슨대학교 한국학 연구소에서 2년 간 교환교수로 있으면서 알게 된 워싱턴 동양정신문화연구회(회장:김면기박사)에서 매월 실시하는 노영찬 교수님의 동양철학 강의(논어, 중용, 도덕경, 대학, 성경 등)를 지금까지 십 수년 간의 배움은 명상의 몸짓 연구에 큰 도움이 되었음을 진심으로 감사하게 생각한다.
    그동안 명상의 몸짓 수련과 연구 과정을 통해서 얻은 7가지의 성과를 설명하면 다음과 같다.

1. 나 자신의 몸과 마음에 대해 깊~이 탐구 할 수 있는 기회가 되었다.
2. 도(道)를 향한 깨달음의 실체가 무엇인지를 알게 되었다.
3. 옳고 그름은 주관적이고, 상황적이며, 상대적임을 깊이 이해하였다.
4. 일체유심조에 대해 보다 깊~이 이해 할 수 있게 되었다.
5. 죽음이란 새로운 탄생이며, 두려운 죽음이란 없다는 것을 이해하게 되었다.
6. 몸짓을 통해 깨달음에 도달 할 수 있다는 이론적 근거를 발견하였다.
7. 보통 사람들도 쉽게 명상의 몸짓 수련을 할 수 있다는 결론을 내리게 되었다.

 이 책의 발간을 위해 미국에서 원고 전체를 꼼꼼히 감수(監修)해 주시고 지도 편달해 주셨던 김면기 박사, 노영찬 박사, 박옥춘 박사, 백순 박사님들께 정중한 마음으로 진심을 담아 감사드린다.
 한국에서의 마지막 감수자로 명상호흡의 핵심이 창세기 2장 7절에 하나님께서 코로 생기를 불어넣음에 있음을 주장하는 저자의 새로운 논리는 긍정의 희망적 요소로 해석 할 수 있지만, 전반적 내용에 있어 동양철학의 시(詩)적 표현은 서양 학문을 바탕으로 연구하는 신학자들에게 부담으로 느낄 수 있다고 조언을 주신 총신대 김영우 전 총장님께도 감사를 드린다.

                        – 2022년 8월에 청운문학도서관에서 필자

| 추천사 |

　명상의 몸짓 (깨달음을 향한 몸짓)은 언뜻 보면 감을 잡기 어려운 책이다. 어떤 전통적인 혹은 기존의 형태나 규격이나 스타일이나 틀에 잘 들어 가지 않는 부분이 많다.

　이 책의 글은 시, 수필. 수상, 철학적명상, 생활의 지혜, 그리고 저자 자신의 경험에서 우러나오는 소리들을 걸러내지 않고 그대로 자연스럽게 토(吐)해 놓고 있다. 이러한 저자의 태도나 스타일이 잘 정리된 문인이나 체계적인 학문을 한 학자들의 비위에 거슬릴지도 모른다. 쉽게 말해서 이 책에 나온 김석련 박사의 글들은 눈치 코치 보지 않고 주를 달거나 참고서적을 열거하거나 하는 형식적 틀에 메이지 않고 쓴 글이다. 또한 학문적 논리나 체계를 넘어 서서 자기가 들은 말이나 읽은 글을 체계적으로 연결시키는 논리적 일관성에도 신경을 쓰지 않고 순진하게 우러나는 말을 천연덕스럽게 글로 옮기고 있다.

　김석련 박사는 체육학을 전공한 체육인이다. 그가 말 하는 "몸짓" 이라는 개념이 독특하다. 그는 몸을 통해서 인간의 삶을 이해 하고 있다. 마음이 몸을 지배하는 것이 아니라 몸과 몸짓에 따라 우리의 마음이 흘러간다. 그는 잡다한 체육철학의 이론을 나열 하는 것이 아니라 가장 단순한 몸의 숨쉼을 통해서 몸과 마음의 이분법을 극복하고 있다. 더 나아가서 그는 몸짓을 통해서 명상으로 가는 길을 찾고 있다.

저자의 글은 바로 이러한 "몸" 과 같이 숨을 쉬고 있다. 글이란 단순한 표현의 수단이 아니다. 문자라는 기계의 부속품이 아니다. 글은 그 자체가 살아 있는 생명체다. 글이 생명을 잃어 버리면 죽은 문자가 되어 버린다.

글을 쓴다는 것은 글자를 조립 하는 것이 아니라 글 속에 생명을 불어 넣는 것이다. 저자는 오래동안 이러한 외로운 길을 남의 눈을 아랑곳 하지 않고 독자적으로 걸어가고 있는 작가가 아닌가 한다.

김석련 박사는 수년간 "워싱턴 동양정신문화 연구회"의 회원으로서 같이 공부하고 대화해 온 분이다. 이 책 속에서도 "워싱턴 동양정신문화 연구회"의 사상과 정신이 스며 있음을 느낀다.

끝으로 이 책을 읽는 독자들에게 명상의 몸짓 수련이 몸과 마음의 힐링과 건강 증진에 많은 도움이 되기를 기대하며 추천사에 갈음 한다.

노영찬

조지메이슨 대학교 교수 (종교학)
한국학연구소 소장
동양정신문화연구회 전문강사

목 차

여는 시   **005**
서문   **006**
추천사   **008**

제1장 명상의 몸짓의 철학적 탐구
1. 명상의 몸짓의 발견   **016**
2. 명상의 몸짓의 연구목적   **018**
3. 몸짓의 인문학적 탐구   **018**
4. 명상의 몸짓의 본질과 철학적 의미   **021**

제2장 명상에 대한 이해
1. 명상의 개념   **032**
2. 명상 수련의 의미와 가치   **037**
3. "나"에게로의 질문   **042**
4. 삶과 죽음의 대화   **053**

제3장 호흡의 본질과 가치
1. 호흡의 본질과 의미   **076**
2. 육체적 호흡이란?   **077**
3. 피로회복을 위한 IAP 호흡법   **079**

4. 명상 호흡이란?　　　　　　　　　　**080**

5. 붓다의 호흡 (Buddha's breathing)　　**089**

6. 동물들의 호흡과 수명의 관계　　　　**090**

7. 호흡의 구분　　　　　　　　　　　　**092**

8. 명상 호흡의 정신적 가치　　　　　　**094**

9. 명상 호흡의 의학적 가치　　　　　　**095**

10. 명상 호흡의 수련 가치　　　　　　**097**

11. 폐 건강에 유익한 명상 호흡　　　　**098**

제4장 도(道:DAO: The Way)란?

1. 도(道)란?　　　　　　　　**102**

2. 노자의 도(道)　　　　　　**104**

3. 장자의 도(道)　　　　　　**108**

4. 묵자의 도(道)　　　　　　**113**

5. 니이체의 자유인　　　　　**114**

6. 성철의 도(道)　　　　　　**115**

7. 이율곡의 도(道)　　　　　**116**

8. 깨달음이란?　　　　　　　**117**

9. 득도(得道)의 한걸음　　　**122**

제5장 음악의 리듬과 몸짓의 관계
　　1. 음악의 본질과 의미　　　　　　　**138**
　　2. 명상의 몸짓과 리듬의 관계　　　　**140**
　　3. 공자가 주장하는 음악의 가치　　　**143**
　　4. '명상의 몸짓'의 음악적 의의　　　**144**
　　5. 깨달음을 향한 최고의 음악 아리랑　**146**

제6장 명상의 몸짓의 수련 가치
　　1. 명상의 몸짓과 마음의 병 치유의 효과　**150**
　　2. 명상의 몸짓 수련의 운동학적 효과　　　**150**

제7장 명상의 몸짓 수련 방법
　　1. 명상의 몸짓 수련 방법　　　　　　**156**
　　2. 명상의 몸짓 수련이 가능한 동작　　**158**
　　3. 명상의 몸짓 수련의 7단계　　　　　**159**

제8장 마음의 병 치유방법과 시(詩)

1. 창조적 무희망	**162**
2. "마음 챙김"	**163**
3. 삶의 고뇌	**164**
4. 무엇을 위해 사는가?	**165**
5. 달음박질 인생길	**166**
6. 나그네 인생	**168**
7. 석양 노을을 거닐며	**169**
8. 모름 속에서 천년의 미래를	**170**
9. 나는 내 삶을 사랑한다	**171**
10. 마음의 병	**173**
11. 우울증의 원인과 해결 방법	**175**
12. "멍하니" 나를 바라보자	**177**
13. "영혼의 담금질"	**178**
14. "영혼의 수양"	**179**
15. 마음의 병 치료 방법	**180**

제9장 명상의 몸짓 수련을 위한 글과 시(詩)

시(詩)에 대하여	**186**

부록 | 독서와 사색 노트　　　　**237**

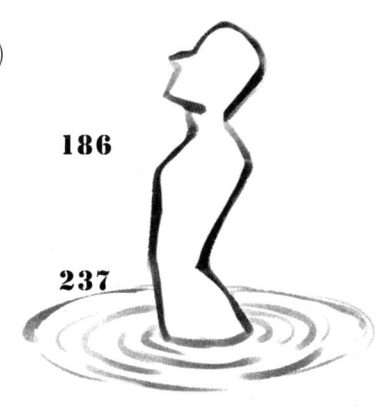

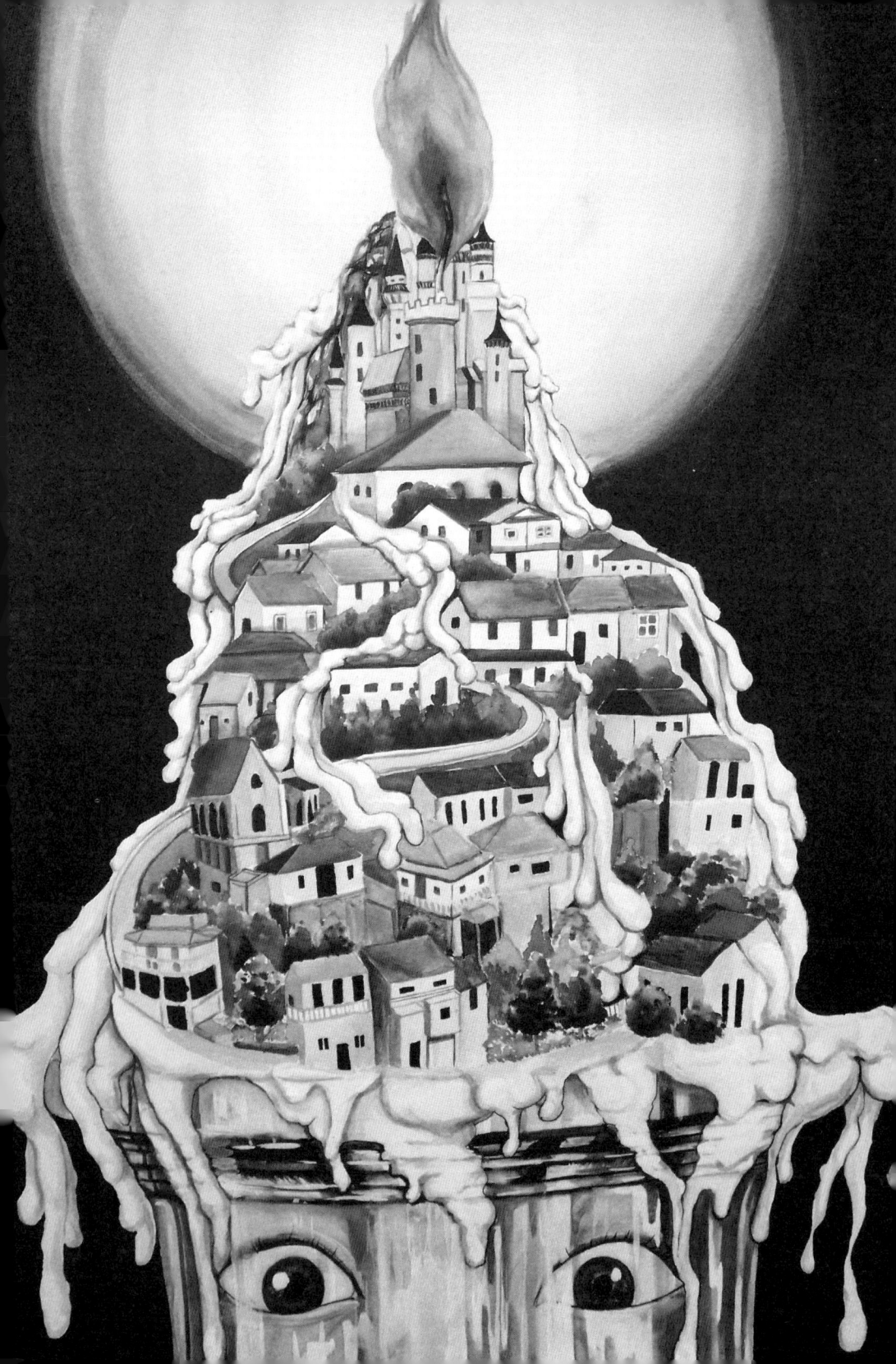

제1장

명상의 몸짓의 철학적 탐구

The Gesture of Meditation

It is the body that is a shape of the mind;
the body is life.
Living is life;
life is a struggle in the frame of thinking.
The restrained motion furnished with courtesy
is a gesture for freedom without inconsistency and restriction,
and the truth of stopping.
The gesture of a flower of flesh that blooms ephemerally
and vanishes into thin air
is a journey to a true self!

1. 명상의 몸짓의 발견

창조란?
"우주가 정한 시간에 음과 양이 합쳐질 때 탄생되는 것이다."(주역)
"창조성이란 여러가지 경험들을 연결해 새로운 것을 만들어 내는 것이다." (스티브 잡스)
"인류 역사상 모든 창조적인 것은 엉뚱한 질문에서 탄생되었다. 대답하는 것은 있는 것을 답습하는 일이고, 질문하는 것은, 새로운 길을 여는 단계다. 궁금증과 호기심이 질문으로 나타나고, 그 질문이 해결되는 과정이 창의적 활동이다. 질문이 해결되는 과정에서 발휘되는 능력이 상상력이고, 상상력과 창의력이 발휘 되어서 나오는 새로운 것이 창조다."(최진석, 2016)

"명상의 몸짓"의 발견은 2012년 12월 필자가 저술한 "멈춤의 몸짓" (The Gesture of Stopping)이라는 책의 안쪽 표지에 있는 "명상의 몸짓"이라는 시(詩)를 여러 번 의미 있게 반복하여 읽는데 어느 날 시(詩) 속에 있는 "자유의 몸짓"과 "멈춤의 도(道)"라는 단어에 깊은 사색에 빠져 "명상"과 "도(道)"의 의미인 "깨달음"과 "자유의 몸짓"이라는 신체적 움직임의 단어를 결합하여 어떤 새로운 몸짓으로 표현해 보면 어떨까? 하는 호기심이 생기게 되었다.

그 질문에 답을 찾고자 이런저런 생각에 잠겨 명상 음악을 듣는 가운데 "몸짓"이라는 개념을 떠올리게 되고, 느린 명상 음악적 리듬이 이끄는 부드러운 몸짓이 자연스럽게 생겨나기 시작했다.

이러한 명상 음악이 이끄는 대로 본능적이고도 자연스러운 느린 동작을 이어가다가 필자가 하고 싶은 동작을 시작하게 되면서 여기에 뭔가 있구나 하는 묘한 느낌을 받아 본격적인 연구가 시작되었다.

그 이듬해 3월부터 관련 서적 탐독을 시작으로 미국 워싱턴 중앙장로교회의 시니어 센터에서 "힐링체조"라는 새로운 강좌를 개설하게 되었다. 매주 1회 두 시간씩 봉사로 시작하여 10년 이상 지속적인 연구 발전을 거듭해온 끝에 오늘날 체계적인 명상의 몸짓 이론과 실제의 모습으로 발전하게 되어 결실을 맺게 되었다. 따라서 "명상의 몸짓"이라는 새로운 움직임은 "명상의 몸짓"이라는 "詩"를 '몸짓으로 표현해 보면 어떨까?' 하는 필자의 엉뚱한 질문에서 탄생된 것임을 밝힌다.

필자의 철학적인 사고와 본질적 의문의 제기 즉, 나에게로의 끊임없는 질문을 통해 "명상의 몸짓"이라는 연구를 시도하기까지 그 동안 많은 영향을 준 내 마음속의 존귀하신 스승님 한 분이 계신다. 그 분은 바로 미국 버지니아주 주립 죠지메이슨 대학교 비교종교학과 교수이신 노영찬 박사님이다. 노영찬 교수님은 그동안 쌓아오신 연구 업적이 현재 세계적으로 인정받고 있는 최고의 동양철학자임을 밝힌다.

필자는 "워싱턴 동양정신문화 연구회"(회장: 김면기 박사)가 매월 주관하는 세미나에서 노영찬 교수님의 동양철학 강의를 약 12년 이상 공부하게 되면서 황무지였던 내 마음에 철학의 텃밭을 일구게 하였으며 체육학을 전공한 필자가 "몸짓"이라는 씨앗을 그 텃밭에 자연스럽게 심게 되었다. 또한, 명상호흡이라는 기(氣)에너지가 담긴 마음의 생수를 부지런히 뿌려주었더니 "명상의 몸짓"이라는 창조적인 꽃이 피어나게 된 것이다.

스승님께 누가 되지 않기 위해 "명상의 몸짓" 연구에 더욱 심혈을 기울여 정성을 아끼지 않을 것이며 앞으로도 많은 사람들의 건강에 유익함을 줄 수 있는 몸짓 철학에 관한 연구는 계속 이어갈 것이다.

2. 명상의 몸짓의 연구 목적

"명상의 몸짓"은 몸짓을 통해 "깨달음(enlightenment)"에 도달하고자 하는 것을 목적으로 하고 있다. 이는 "힐링의 몸짓"이라는 자연치유의 의학적 가치와, "깨달음의 몸짓"이라는 최고 수준의 정신적 가치를 지향하고 있으며, 더불어 진정한 자유와 행복한 삶을 위한 최고 가치의 몸짓인 "예술적이며 창조적인 몸짓"을 추구하는 것이다.

3. 몸짓의 인문학적 탐구

각종 스포츠와 운동에 관련된 분야는 지금까지 주로 자연과학에서 다루어져 왔다. 이에 필자는 "명상의 몸짓"의 가치에 대한 연구를 하던 중에 "가치"라는 단어가 철학에서 중요하게 자리매김 된 단어임을 알게 되었다. 따라서 자연과학 분야에서 다루어져 왔던 운동 관련 용어인 "몸짓"과 인문학의 철학분야에서 소중하게 다루어지고 있는 "가치"라는 두 단어를 접목하는 통합적 연구의 필요성을 느끼게 되었다.

로마의 철학자 키케로는 인문학이란? "인간의 정신을 가장 존귀하고 완전하게 해 주는 학문이다"라고 정의하였으며, 역사학, 철학, 문학을 그 범주로 하고 있다. 따라서 필자는 최초로 "몸짓"에 대하여 인문학적 해석을 시도하였다.

1) 몸짓의 역사학적 해석
현재의 내 몸이란?
"나 자신의 탄생에서 지금까지 살아온 삶의 결과물이다."라고 할 수 있다. 이는 지금까지 자신의 삶의 역사 속에서 행해져 왔던 행동과 생활 습관에 따라 몸과 마음의 형태가 결정되어짐을 의미한다. 따라서 현재 자신의 몸의 건강 상태가 좋은 사람들은 올바른 삶을 영위해 왔다고 볼 수 있지만, 만약 몸의 건강 상태가 좋지 않다고 판단되는 사람들은 자신의 삶의 발자취를 더듬어 생활 습관과 행동에 어떠한 문제점이 있었는지를 찾아내서 행동 수정을 하게 된다면 건강 증진에 큰 도움이 될 것이라 생각한다.

"자신의 삶의 역사를 통해 그릇된 행동과 습관의 문제점을 찾아서 수정하라."

2) 몸짓의 철학적 해석
철학(Philosophy)의 어원은 필로소(Philos:사랑)와 소피아(Sophia:지혜)라는 두 개의 단어가 결합된 것임을 알 수 있다. 따라서 철학은 "지혜를 사랑한다"라는 뜻으로 해석 된다.

철학은 영혼의 건강과 어떠한 사물이나 형태의 본질을 탐구하여 최상의 가치와 지혜를 찾고자 하는 학문이며, 마음과 생각의 영역으로 연구되고 있다.

"몸짓"이라는 형태적인 모습과, "가치"라는 철학적 영역이 조화를 이룰 때 최상의 "몸짓의 가치"에 대한 지혜를 얻을 수 있을 것이다.

"네 몸짓에 철학적 사고(思考)를 부여하라."

3) 몸짓의 문학적 해석

문학이란 자신의 생각이나 감정을 말이나 글로 표현한 것이고 시, 소설, 희곡, 수필 등이 있으며 이 중에 가장 수준이 높은 것을 "시(詩)"라고 한다.

시(詩)가 수준이 높은 것은 글에 군더더기를 최소화하여 간결하고도 짧은 문장으로 마음의 문을 두드리는 생각의 영역을 담고 있기 때문이라 사료된다. 즉 "詩"에는 단어와 단어 사이에 침묵이 존재하며 이 침묵의 공간에 또 다른 의미를 담고 있기에 높은 가치로 인정되는 것이다.

이처럼 우리는 몸짓의 가치를 높이기 위해서는 바윗돌에 필요 없는 부분을 잘라내면 훌륭한 조각품이 된다는 어느 조각가의 명언처럼 우리가 할 수 있는 여러 가지 몸짓에 필요 없는 동작을 줄이고 근력을 효율적으로 사용함으로써 에너지의 소모를 줄임과 동시에, 보다 최고의 가치를 지향하는 예술적 몸짓을 행할 수 있게 되는 것이다.

"네 몸짓이 시(詩)가 되게 하라"

4. 명상의 몸짓의 본질과 철학적 의미

1) 명상의 몸짓의 정의
명상의 몸짓이란?
"명상과 침묵을 배경으로 하는 몸짓이 심호흡과 리듬의 절묘한 조화를 이루며, 각 관절의 가동 범위를 극대화하기 위한 최대의 긴장과, 완전한 이완의 간격을 넓혀가는 몰입 상태의 느린 순수 몸짓을 통해 깨달음에 도달하는 것이다." 라고 정의한다.
이러한 명상의 몸짓은 건강과 질병, 행복과 불행, 삶과 죽음을 탐구하는 몸짓으로서 심호흡을 통해 지금 이 순간 자신이 하고 있는 몸짓에 대해 세밀하게 느껴보는 것으로 시작되는 것이다.

한 마디로 명상의 몸짓이란?
"몸짓을 통하여 깨달음에 도달할 수 있음을 구현하려는 새로운 장르의 창조적 몸짓이다." 또한 명상의 몸짓은 몸을 철학적으로 탐구하는 공부다.
"몸 공부는 몸 안의 기맥을 열고, 원활하게 유통시킨 뒤, 그 과정에서 얻어진 기운을 의식과 연결하여 몸에 붙어있는 오래된 무의식 상태의 습관을 제거하는 수련이다. 즉 그 본질은 의식을 정화시켜 영적 진화를 이루는데 있는 것이다." (우보, 2018)
명상의 몸짓 수련은 긴장이 고조되는 집중의 한계를 뛰어넘어 무상무념의 경지인 "몰입" 상태에 도달할 수 있도록 안내할 것이며, 이 상태에 이르는 순간 내 안의 순수 욕망의 새로운 기(氣)에너지에 의해 자신만의 고유한 몸짓을 발견하게 될 것이다.

미국 시카고 대학교 심리학 교수였던 미하이 칙센트미하이(Mihaly Csikszentmihalyi) 박사는 그의 저서 '몰입의 즐거움'(Finding Flow)을 통해 몰입(flow)이란, 삶이 고조되는 순간에 물흐르듯 행동이 자연스럽게 이루어지는 느낌을 표현하는 말이며, 의식이 경험으로 가득 차 있는 상태를 말하는 것이라고 하였다.

2) 명상의 몸짓의 핵심
명상의 몸짓 수련의 단계는
1차적으로는 몸짓이 호흡과 리듬의 절묘한 조화를 이루면서 느리게 행하는 몸짓이며 그 강도는 아픈 듯 아픈 듯하면서도 시원한 느낌으로 행하게 되는 것이다. 즉 아픔과 시원함의 경계선을 넘나들며 자신의 몸에 집중하게 되는 몸짓이 바로 몸의 치유를 위한 힐링의 몸짓이 되는 것이다.
2차적으로는 힐링의 몸짓의 아픔과 시원함의 경계선을 넘어 자신의 신체적 한계에 다가가는 것이다. 이 단계는 초집중의 상태에서 행해지며 고통이 느껴지는 극적인 몸짓을 말하는 것이고 깨달음의 문턱에 다가서는 몸짓이다.

3차적으로는 자신의 신체적 한계를 넘어가는 몸짓이다. 이는 집중의 한계를 넘어 찰나의 순간에 이루어지는 몰입의 상태와 무아의 경지를 경험하게 되는 최고의 몸짓이다.
이 찰나의 몸짓을 통해 우리는 최고도의 몸의 긴장 상태 속에서 완전한 이완의 극적인 상황을 맞이하게 될 것이다. 이러한 몸짓이 자유의 몸짓이요 깨달음의 몸짓이며 명상의 몸짓이 완성단계에 이른 것이다.

즉 명상의 몸짓의 완성단계란?
심호흡, 리듬, 몸짓이 조화를 이루는 '느린 몸짓'이 힐링의 단계를 넘어 자신의 신체적 한계점을 넘어갈 쯤에, 내 속에 남아 있는 마지막 숨 한 모금을 토해낼 때 경험하게 되는 묘한 느낌의 순간은 명상의 몸짓이 절정에 이른 것이며, 이는 곧 깨달음의 경지에 첫발을 내딛게 된 것이다.

3) 명상의 몸짓의 철학적 의미
"깨달음"(enlightenment)이란?
"나의 실체는 존재하지 않고
그저 보는 사실만 존재하는 상태이다." (법정)
"네 몸이 곧 성전이라." (사도 바울)
"우주에는 성전이 하나 뿐인데 그것은 바로 인간의 몸이다.
인간의 몸에 손을 대는 것은 곧 하늘을 만지는 것이다."
(토마스 카아라일)

"몸 속에는 하늘과 땅, 불과 물의 에너지가 소용돌이치고 있다. 하늘의 기운을 받아 내 몸의 에너지가 맑고 충만할 때는 날아 오르듯 가벼운 기분이다." (이병창,2015)

이에 필자는, '자유, 행복, 깨달음은 내가 원하는 뭔가를 이루었을 때 오는 것이 아니고, 자신의 깊고도 깊은 침묵의 공간을 바라볼 수 있을 때, 즉 고독의 정점에서 나 홀로 느끼는 절대적 감정인 것이며, 이는 곧 나를 찾아 떠나는 몸짓 여행을 통해서 깨달음을 경험할 수 있는 것이다.' 라고 주장한다.

"명상의 몸짓"은 자신의 움직임을 몰입의 상태에서 예술적 몸짓으로 승화시킬 수 있는 "느낌의 몸짓"을 말하는 것이다. 또한 자신의 몸과 마음이 대화를 하면서 시간과 공간(시공, 時空)을 초월한 내면의 세계를 찾아 떠나는 몸짓 여행을 통하여 내공을 키움과 동시에 내 안에 존재하고 있는 "참 나"를 만나게 되어 진정한 자유와 행복을 느낄 수 있는 몸짓, 즉 깨달음을 향한 철학적인 몸짓이라고 할 수 있다.

타인과 경쟁하는 일반 스포츠 경기에서는 보다 빠르고 강한 동작이 요구되지만, 자신과의 경쟁에서 자신을 이기기 위한 또다른 방법으로는 보다 약하고 느린 움직임을 통해 자신의 움직임을 스스로 관조하며 분석할 수 있어 신체적 한계를 극복 하는데 더 큰 도움이 될 수 있다는 것이 운동학을 전공한 필자의 주장이다.

화두를 가진 느린 동작의 몸짓은 그 동작의 의미와 가치를 충분히 느끼게 할 뿐만 아니라, 몸의 관조(觀照)와 마음의 성찰이 하나되어 치유되는 과정을 체험하게 되는 그 무엇이 될 것이며, 그 배경에 명상 호흡과 침묵이 함께 하게 되는 것이다.

침묵의 소리를 들을 수 있는 자.
맛 없는 맛을 느낄 수 있는 자.
눈으로 볼 수 없는 그 무엇을 볼 수 있는 자.

리듬 없는 리듬에 춤을 출 수 있는 자.
이러한 자가 진정한 깨달음의 몸짓인
명상의 몸짓을 완성할 수 있을 것이다.

"깊은 침묵을 함께 나눌 때 우리는 언어로 표현할 수 없는 어떤 것에 가까이 다가갈 수 있다." (달라이 라마, 1999)

"네 몸짓에 생각을 담으면 수준이 높아지고,
네 몸짓에 의미를 담으면 가치가 발생하며,
네 몸짓에 철학을 담으면 도(道)를 향해 나아갈 것이다."

명상의 몸짓은

생각의 몸짓이다
치유의 몸짓이다
영혼의 몸짓이다
生死의 몸짓이다
구도의 몸짓이다

명상의 한 숨

고요와 평온에 잠겨 무상의 마음자리를 찾아
마음을 닦고 또 닦아야 한다

텅 빈 충만과 가득찬 비움을 통해
진아(眞我)를 찾을 때까지

진아(眞我)의 마음으로 세상을 바라볼 때.
삶의 이치를 알 수 있는 것이다

삶이란
희로애락과 생로병사와 탐진치(貪瞋癡)의 사슬에서
벗어날 수 없다

그래서 인생살이가
천태만상이요, 천천만천 구만천이라…

침묵의 몸짓

침묵의 그릇에 고요를 담아
소리 없는 소리를 들으며
리듬 없는 리듬에 따라
명상의 몸짓으로 자유롭게 춤을 출 수 있을 때
스스로 느낄 수 있는 홀로 아리랑

나는 확신한다
명상의 몸짓은
그대 안에 잠자고 있는 영혼을 일깨워
한 치의 오차도 없이
도(道)를 향해 나아갈 것임을

침묵의 소리를 들을 수 있는 자만이
참 자유를 보고, 듣고, 느낄 수 있다

그대들이여
내 안에 잠자고 있는 참 나를 만나기 원한다면
자신의 시간을 기꺼이 침묵에 투자하라

명상의 몸짓이란?

자신의 신체적 한계를 넘어선
최고로 긴장된 몸짓과,
죽음에 가까운 완전한 이완의 몸짓 사이에
극과 극의 간격이 넓혀진 틈새의 어떤 순간에 행해지는
0.1%의 몸짓을 말하는 것이다.
즉, 명상의 몸짓의 완성이 바로 창조적 몸짓이요,
"道(DAO:도)"를 향해 나아가는 깨달음의 몸짓이다.
또한 명상의 몸짓을 통해 발현되는 묘한 느낌은
바로 창의성의 씨알이 되는 것이고,
이러한 창의적 느낌의 씨알이
명상호흡으로 일구어진 청정한 마음의 텃밭에
새싹을 틔우게 될 때,
비로소 창조의 꽃을 피우게 되는 것이다.

필자는 명상의 몸짓 수련이 정점에 달했던 그 순간 황홀함의 묘한 그 느낌을 잊을 수 없으며, 이는 결코 말이나 글로 표현할 수 없는 것이다. 한 마디로 플라톤과 아리스토텔레스가 말한 경이(Thaumaxein)*와 싯타르타가 느낀 "깨달음의 마지막 전율, 탄생의 마지막 경련"(헤르만 헤세, 2021)의 순간을 체험하게 되었다. 필자가 느낀 그 순간은 내 수준에

---
* 플라톤과 아리스토텔레스는 철학의 시초를 '타우마제인(Thaumaxein)'이라고 했는데, 이는 놀란다는 뜻으로 사물에 대한 지적 경외감을 뜻한다. (최진석, 2021, 탁월한 사유의 시선, p190)

서 좀 더 노골적으로 표현하면 지적(知的)인 오르가즘을 느꼈다고 하는 편이 더 솔직하리라 본다.

"진리를 알지니 진리가 너희를 자유케 하리라."
(요한복음 8 ; 32)

◉ 명상의 몸짓 수련을 위한 5가지 훈(訓)
첫 째: 네 몸짓에 예(禮)를 갖추어라.
둘 째: 네 몸짓이 시(詩)가 되게 하라.
셋 째: 네 몸짓에 철학을 담아라.
넷 째: 네 몸짓이 예술이 되게 하라.
다섯 째: 네 몸짓으로 기도하라.

여러분의 몸은 하나님께 받은 것이며, 여러분 안에 거하시는 성령의 성전이라는 사실을 알지 못 하십니까? 여러분은 여러분 자신의 것이 아닙니다. 여러분은 하나님께서 값을 치르고 산 몸입니다. 그러므로 여러분의 몸으로 하나님께 영광을 돌리십시오.
(고린도전서 6:19~20)

명상의 몸짓 수련은 자신의 "참 몸"이 무엇인지를 알게 하는 소중한 기쁨의 선물을 안겨 줄 것이다.

"우리가 우리 스스로를 함부로 대할 때에도
존엄성은 상처를 입는다." (독일의 신경생물학자: 게랄트 휘트)

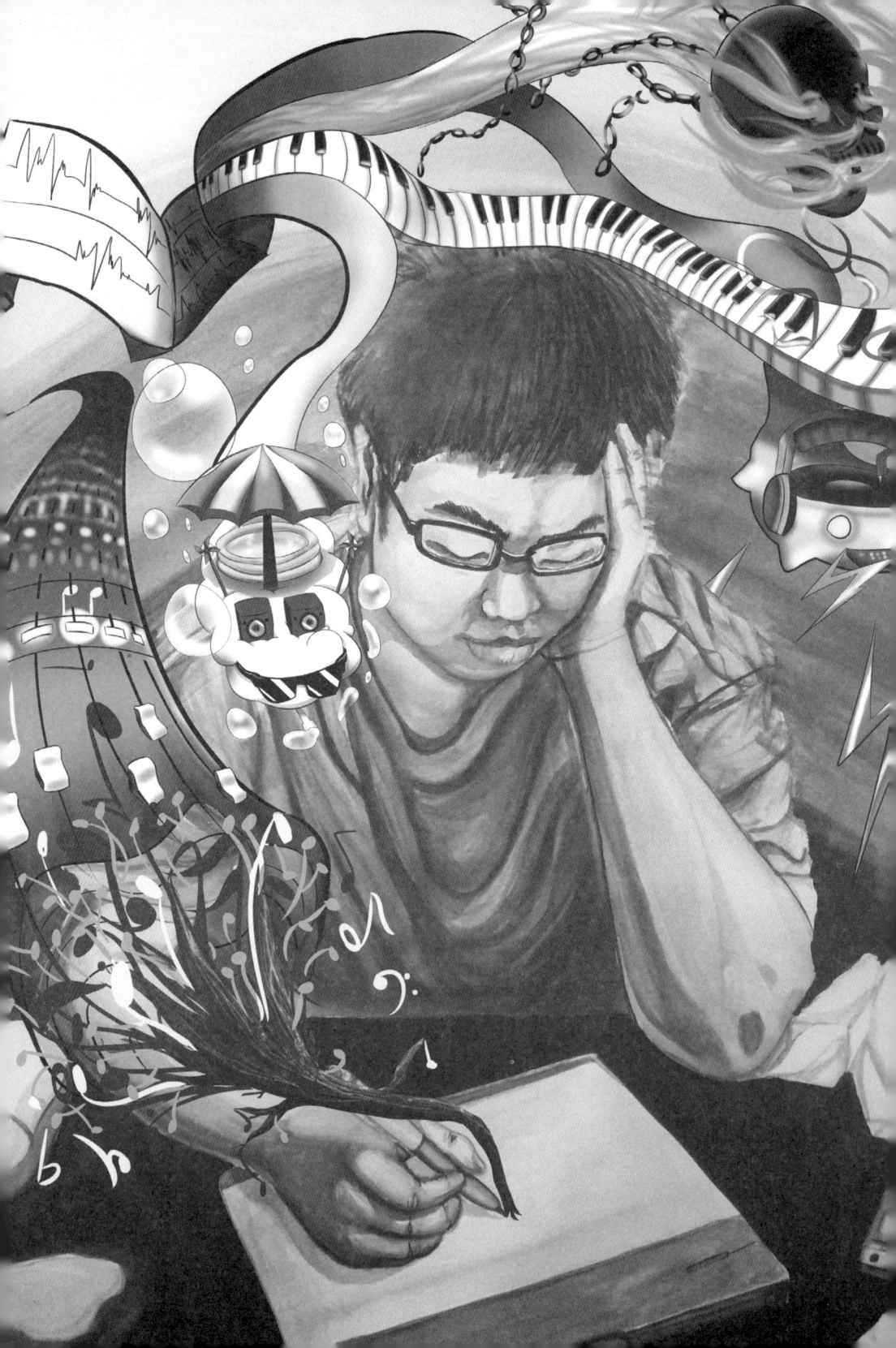

제2장

명상에 대한 이해

깨달음을 향한 명상의 몸짓

신체적 한계점에 도달 했을 때
최고의 고통을 맞이하게 되고

고통이 정점에 왔을 때
인내심의 한계점에 부딪쳐
삶과 죽음의 경계선에 서게 된다

이 순간 완전히 이완된 몸과 마음이 하나되어
행하는 몸짓이 곧 깨달음을 향한
"명상의 몸짓" 이다

1. 명상(冥想)의 개념

명상이란?

세속에 흩어진 마음을
내 안으로 끌어들이게 한다

혼탁한 내 마음에
고요함을 찾아가는 것이다

내가 누구인가를
나에게 거듭 묻는 것이다

영혼이 어디에서 와서 어디로 가는지
생각해 보게 하는 것이다

메말라가는 마음의 정원에
생명의 물을 뿌려주는 것이다

맑고 향기로운 삶의
길을 찾고자 하는 것이다

명상 호흡은 이러한 문제의 답을 구하는
열쇠인 것이다

음식의 소금과 같은 것이다

지금 즉시 숨을 깊게 들이 마시고
완전히 내뱉는 깊은 심호흡을 한 번 해 보길 바란다

그리고 나 자신에게 물어본다
내가 나 맞아?

명상(冥想)이란?
깨달음을 향한 수행의 첫 단계라 할 수 있으며,
마음 수련의 시작이자 끝이라고 할 수 있다.

명상(冥想)의 뜻은 (冥:어두울 명, 想:생각 상) 어둡고 고요한 마음으로 생각한다는 것이다.
이는 세상 밖에서 떠돌아다니는 자신의 마음을 내 속으로 끌어들이는 것이며, 그냥 심호흡을 하면서 나 자신을 관찰하고 느껴보는 것으로 시작되는 것이다.
"명상은 자기 자신 안에서 일어나는 감정의 변화와 언어 동작 및 생활 습관들을 낱낱이 지켜보는 일이다." (법정, 1998)
한 마디로 명상은 내 마음 속의 구름을 걷어내어 푸른 창공을 만나게 되는 것이다.

"우리는 자신의 정체성과 우주 안에서
자신의 올바른 위치를 알기 위해 명상을 한다.
명상을 함으로써 자신과 바깥세상을 변화시킬 수 있는
내부의 힘의 원천에 대해 깨닫게 된다.
다시 말해 명상은 우리에게 통찰력의 빛 뿐만 아니라
광범위한 변화의 힘까지 주는 것이다." (줄리아 카메론, 2017)

명상은 강력하게 활력을 돋우어 주면서도 차분해지는 경험이었다. 희망으로 가득 차 만족과 심오한 기쁨을 느꼈다.
(오프라 윈프리, 2019)

명상의 두 가지 핵심이 호흡과 고요한 마음이라 할 수 있으며 이것은 깨달음에 이를 수 있는 통로가 되는 것이다. 한 마디로 "**명상이란 홀로 누리는 신비로운 정신 세계다.**" (법정, 2010)

인간의 두 가지 핵심 요소는 "형태"로서의 "존재"와 "영"의 작용인 "생각"이라는 두 가지 요소로 이루어져 있다.
이를 또 다시 분류하면 "나"를 형성하고 있는
"몸"이란?
"존재"라는 "음"과 "생각"이라는 "양"의 조합으로 이루어진 창조물인 것이다. 따라서 인간의 몸은 흙으로된 몸과 하나님께서 불어넣은 "생기(호흡)"인 "영"과의 조합으로 만들어진 창조물인 것이다.
내 몸은 지금까지 자신이 살아온 삶의 결과물이라고 할 수 있으며 자신의 몸에 대해 알아가는 것이 나 자신을 진정 사랑하는 방법의 시작이다.

"가장 멀고 빛나는 길은 내가 나를 찾아 떠나는 길입니다.
빛과 어둠은 내 마음속의 길에도 있습니다.
내 안의 빛이 어둠에 눌려 가려져 있다가
먼 길을 걷는 순간,
그 어둠을 뚫고 올라와 가장 눈부신 빛으로
나를 비춰줍니다.
그래서 그 먼 길을 또다시 용기내어 떠납니다." (고도원의 아침)

"행복하리로다, 홀로 있으면서도
오늘을 내 것이라고 말할 사람이면,
마음 편히 그렇게 말할 사람은
내일은 최악의 것일지라도
오늘의 삶을 내가 누렸나니." (로마의 시인, 호라티우스)

"빛과 어둠의 세계를 넘어서
나를 찾아 떠나야 할 것이다.
당신의 현재 모습을 인정하는 것부터 시작하라.
영혼의 성장은 수양을 통해 연마되고 완성된다.
그것은,
악기처럼 연주되어야 한다.
길처럼 걸어갈 수 있어야 한다.
인생 자체가 영혼의 여행이다." (켄트너번, 2007)

"우리의 삶이 잠깐임이 슬프고,
긴 강의 끝없음이 부러워서
하늘을 나는 신선과 어울려 즐거이 놀고
밝은 달을 안고 오래오래 살려고 하나
그것이 쉽사리 될 수 있는 일이 아님을 깨닫고
서글픈 여음을 슬픈 가을 바람에
실어본 것이라." (전적벽부 중에서)

깨달음이란?
있는 그대로 상태의 본질에서 찾을 수 있는 것이며,
그 본질은 바로 내 안에 있다.
그 무엇에도 얽매이지 않는다.
시간과 공간의 지배를 받지 않는다.

깨달음의 순간은
완전한 자유다.
새로운 하늘이고,
새로운 땅이며,
새로운 시작이다.

2. 명상 수련의 의미와 가치

명상은 마음을 고요하게 만들어 우리의 진정한 정체,
자아를 만날 수 있게 하는 체계적인 길이다.
그것은 영원한 기쁨과 즐거움과 평화의 근원이다.
당신이 이완되어 있을 때,
당신의 마음이 고요하고 관조하고 있을 때,
어떤 생각에도 얽혀 있지 않을 때,
그럴 때마다 당신은 명상을 하고 있는 것이다.

(에클라비아, 2018)

근육의 힘은 분명 한계가 있습니다.
그러나 마음의 힘은 한계가 없습니다.
산도 들어올릴 수 있습니다.
죽은 사람도 다시 살려낼 수 있습니다.

안에서 솟구치는 힘,
퐁퐁퐁 솟아나는 힘,
그 힘을 길러 나를 바꾸고,
세상을 바꾸는것,
내부의 힘을 길러 외부를 바꾸는 것이
바로 명상입니다. (고도원의 아침)

새벽 달빛 아래서,
만물의 흐름에 귀 기울여 보라,
살아 있는 물은 밤낮 없이 흐르면서
스스로도 살리고 남도 살린다.
물질만 아니라 사람의 생각도
어느 한 곳에만 얽매어 갇혀 있게 되면
그 이상의 성장이나 발전은 없다. (법정, 2010)

명상은,
세상 밖에 흩어져 있던 자신의 생각들을
"나" 자신의 내면세계로 끌어들여서

"나" 자신의 삶을 돌아보게 함으로써
"참 나"를 찾아가는 길(道)을 찾아 나서게 할 것이다.
그 길을 따라가다 보면
자신이 "우리"라는 개념의 일반 명사가 아닌
오직 "나"라는 개념의 고유 명사로 살아가라(최진석, 2018)는
의미를 깨닫게 되어 자신만이 갈 수 있는 자유와
행복의 길을 찾게 될 것이다.

"조용하게 앉으라.
그리고 그 안에 누가 너의 생각을 관찰하고 있는지 찾아보라.
주의 깊게 바라보면
네 안에서 또 하나의 너를 발견하게 되리라.
그를 주의 깊게 관찰하고 이해하려 노력한다면,
너 자신을 분명히 알게 되리라.
그렇게 안을 들여다보라.
네 안의 또 하나의 너를 찾으라.
그러면 완성이 가까우리라." (스와미 묵타난다)

"혼자일 수 없다면 나아갈 수 없다.
오로지 혼자서만 도달할 수 있다는 지점이 있다."

(사이토 다카시)

"명상을 통해서 자기 본성을 한 번 깨우치면
영원히 다시는 미혹하지 않는다.

해가 나올 때에,
어둠과 합하지 아니하는 것과 같이,
지혜의 해가 뜨면,
번뇌의 어두움과는 같이 아니하므로,

마음의 경계를 함께 요달하여,
망상이 나타나지 않는다." (성철, 1993)

세속의 눈을 감고
깊~은 한 숨을…

영의 눈을 뜨고
생각을 관조하라.

그리고 생각에 힘을 빼고
쉬게하라!

그리하면 몸이
깃털처럼 가벼워질 것이다.

명상은,
자신의 오감 (소리, 냄새, 색깔, 맛, 감촉)을 느낄 수 있으며,
기쁨, 분노, 슬픔, 두려움 등의 감정과
긍정, 부정, 이기심, 배려심 등에 대한 생각을
세심하게 살펴볼 수 있게 되는 것이다.
이러한 명상 수련은,
마음 속에 얽히고 설킨 감정의 매듭을 느슨하게 해서
긴장된 감정을 누그러뜨리는 효과를 가져다 주게 되며,
더불어 생각의 힘을 뺄 수 있게 되어,
보다 편안한 마음을 갖게 하는 것이다.

"아이디어가 떠오르지 않는다면
문제를 푸는데 필요한 공간이 턱없이 부족한 상태인 것이다.
명상은
그러한 상태를 해결해 준다.
호흡에 집중하고 내가 가장 편한 상태에 있다고 상상하다 보면
내 몸과 마음이 이완이 되며, 공간이 생기게 된다.
뭐든지 들어올 수 있는 텅 빈 공간이." (윤덕현, 2018)

명상의 가치에 대해 연구한 미국 하버드대학교 허버트 벤슨(Herbert Benson) 교수는 "가만히 앉아서 10분~40분 정도의 호흡에 집중하는 명상 실험 결과 이들이 명상 중에 산소 소모량이 17%나 줄어들고, 심장 박동이 1분당 3번이나 줄었으며, 뇌파에서는 뇌의 목소리라 불리우는 세타파가 증가하는 것을 측정 할 수 있었다.
명상은 신진대사, 혈압, 호흡률, 심박수의 저하를 가져왔다.
이들이 깊은 휴식과 흡사한 상태에서 보여준 이런 현상을 벤슨 박사는 이완반응(Relaxation response)이라 명명했다."
(http://blognaver.com)

3. "나" 에게로의 질문

"나"란 나의 생각에 의해 이루어 진다.
모든 인과 관계는 "나"로부터 시작하여 "나"로 끝나고,
다시 "나"에게서 시작된다.
죄의식에 사로잡혀 있는 "나"의 생각은
죄의식에 사로잡힌 육체적 "나"를 만들고,
죽음 뒤에는 죄의식에 물든 영혼이 된다.
육체적 삶을 사는 동안 나는 "배우"라고 하는 스스로의 존재를 모르고 있기에, 더 나은 삶을 살기위해 몸부림치지만 그것이 "연기"인 줄 알게 된 영혼은 허탈감에 넋을 잃고 만다. (우보, 2018)

첫 번째 명상의 화두는
"나는 누구인가?"이다.
이는 명상을 시작하는 모든 사람이 자신에게 던지는
공통된 질문이다.

'나는 누구인가?'에 대한 답을 얻고자 한다면,
'나'의 '생각'이 아닌,
'생각'으로서의 '나'를 볼 수 있어야 한다. (2018, 우보)
이를 가능케 하는 방법이 명상을 통해
생각의 영역을 키우는 것이다.

내 속의 '생각'은 허약하지만,
생각 속의 '나'는 매우 강하기 때문이다.

두 번째 화두는
나는 어디에서 와서, 어디로 가는가?

세 번째 화두는
나 이전의 나는 무엇이었으며?
나 이후의 나는 어떻게 되는가?

이에 대한 답을 얻기 위해서는
수십 년의 수행 기간이 걸릴 수도 있지만,
단 한 번의 호흡으로도 답을 얻을 수 있을 것이다.

원효대사가 동굴에서 잠을 자다가 갈증이 나자 칠흑같은 어두움 속에서 더듬거려 손에 잡힌 어떤 용기에 담긴 물을 맛있게 마시고 잠을 잘 잔 뒤에 아침에 일어나 보니 그 물이 해골바가지에 담긴 썩은 물이란 것을 알게된 순간, 구역질이 나서 토하게 되는 현상을 겪고난 다음에, "이러한 현상이 무엇인가?"라는 의문이 들어 깊은 명상에 잠긴 뒤에 모든 것이 마음 먹기에 달렸구나 하는 "일체유심조" 사상을 발견하게 되어 깨달음에 도달한 것이라 사료된다. 따라서 깨달음을 얻는다는 것은 사람들의 상황과 조건에 따라서 다를 수 있음을 시사하고 있다.

"명상을 통해,
나는 누구인가? 스스로에게 물어라.
자신의 속 얼굴이 드러나 보일 때까지.
묻고, 묻고, 또 물어야 한다.
건성으로 묻지 말고, 목소리 속의 목소리로,
귀 속의 귀에다 대고,
간절하게 물어야 한다.
해답은 그 물음 속에서 찾아야 할 것이다." (법정, 1998.)

"나 자신에게 나는 누구인가?"를 질문하면서,
나 = 몸 = 자연 = 우주를 관통하는 원리를 탐구하고자 하는 것이며, 그 질문에 답을 얻는 순간,
자기 삶을 창조하고 있는 자신을 발견하게 될 것이다." (혜민, 2018)

'나는 누구인가?' 라는 질문에,
필자는 다음과 같이 답하고자 한다.
나는 숨이다.
나는 공기다.
나는 대자연이다.
나는 우주다.
나는 한 떨기 들꽃이다.
나는 먼지다.
나는 허공이다.

그리고,
이 글을 읽고 있는
당신은 누구인가?
내가 진짜 나 맞아?

삶의 중요한 질문

나는 누구인가? 신(神)은 어디에 있을까?
믿음이란 무엇인가? 무엇을 위해 사는가?
어떻게 살아야 할 것인가?
무엇이 자유이고 행복인가?
죽으면 어떻게 될까?

당신은 누구입니까?

인생은 구름이요 바람이라
스스로 청명하고
스스로 아름다워라

명상을 통해서
자신의 내면을 바라보며
나아갈 길을 찾으라

당신은 누구입니까?
어디에서 와서
어디로 가는 겁니까?

임종 직전에 마지막으로
보고싶은 한 사람
그 사람은 누구입니까?

나는 어디에?

내가 밟고 다니는 땅이 나요
끝없이 높고 높은 하늘도 나다

내가 바라보는 것이 나요
내가 듣고있는 것도 나다

내가 생각하고 있는 것이 나요
내가 느끼고 있는 것도 나다

내가 먹는 것이 나요
내가 마시는 것도 나다

내가 가지고 있는 소유물이 나요
내가 만지고 있는 것도 나다

내가 행하는 모든 몸짓이 나요
지금 마주하고 있는 사람도 나다

천지만물 삼라만상이 다 나인데
나는 어디에도 보이질 않네

이 모든 것이 바로 "나"라는 사실을
깊~이 인식할 수 있을 때

비로소 우리는 깨달음의
문턱을 넘을 수 있는 것이다.

"실상은 바로 여기 나이고
거기 너이며
그대로 우리들입니다
모든 것의 모든 것입니다
이 도리를 알아차린 사람이
바로 부처가 되는 것입니다."

(무비, 2005)

"내가 나를 여기에 두고, 나를 찾는다.
알고 있지만, 나를 만나는 일은 언제나 어렵다.
너를 곁에 두고, 너를 찾는다.
알고 있지만, 넌 정말 어렵다."

(이비와 참새의 사진이야기 중에서)

세월아 너는 누구냐?

구름은
허공에 모였다 흩어지고

바람은
내 곁을 스쳐간 뒤 사라지고

강물은
유유히 흘러가네

흩어지니 청명하고
스쳐가니 상쾌하고
흘러가니 새롭구나

구름은 흩어지니
허공이 되고

바람은 스쳐간 뒤에 멀어지니
멈추지 않는 시간이 되며

물은 흘러가고 옴이 반복되니
붙잡을 수 없는 세월이구나

내 목숨은 짧다

깊~은 명상의 한 숨을
길~게 내쉬어 본다

나 자신에게 묻는다
나는 무엇을 위해 살고 있는가?
나는 어떻게 살고 싶은가?
나는 어떤 사람이 되고 싶은가?
나는 나 스스로 존엄한 삶을 살고 있는가?
나는 진정 나 다운 삶을 살고 있는가?
나는 진정 내가 원하는 삶을 살고 있는가?

삶의 끝에서 후회하지 않으려면
사람다운 삶을 살아 가려면
끊임없이 나 자신에게 질문하라
묻고 묻고 또 물어야 한다
내 목숨도 그리 길지 않다는 것을…

"존엄한 인생이 무엇인지 아는 사람은
더 이상 존엄하지 않은 인생을 살 수 없다."

(게랄트 휘트, 2019)

살 날이 얼마나 남았다고…

지긋이 눈을 감고
깊~은 명상의 한 숨을 쉬면서
마음의 발걸음을 내 딛는다

고요한 침묵을 느끼며
나의 내면을 들여다 본다
그리고 물어본다

나는 누구인가?
어디에서 와서 어디로 가는가?
내가 원하는 삶은 무엇인가?

돈 버는 일에 너무 집착하지 말고
양심을 저버리는 일은 하지 말며
나 자신을 속이는 일도 하지 말라

스티브 잡스처럼 죽음 앞에서
후회하지 않으려면 건강에 대한
공부도 잘 챙겨야 한다

죽기 전에

위엄 있는 자존감
절제된 존엄성

그리고 유쾌하고 신바람 나는
그 무엇을 찾아
내가 꿈꾸던 삶을 살아야지

내 인생은 내 생각의 결과다
내 목숨이 그리 길지는 않다

살 날이 얼마나 남았다고…

4. 삶과 죽음의 대화

삶과 죽음 1

"삶의 세계는
몸을 주인공으로 하는 연극이고,
죽음의 세계는
영혼을 주인공으로 하는 영화다." (우보, 2018)

삶이란 과거를 짊어지고
미래로 나아가는 것이다.

과거의 짐이 가벼울수록
즐거운 마음으로 달려갈 수 있지만,

그 짐이 쌓여 무거울수록
고달픈 삶의 번뇌와 함께
발걸음은 무겁고 더디게 될 것이다.

따라서, 나눔의 짐은 가볍고,
가짐의 짐은 무거울 수밖에 없다.

삶과 죽음 2

삶이 음과 양의 조화라면,
죽음은 음과 양의 갈라짐이다

삶이 몸의 움직임이라면,
죽음은 영혼의 흩어짐이다

삶이 땅에서의 유한함이라면,
죽음은 하늘의 무한함이다

삶이 물질적 누림이라면,
죽음은 의식의 관조다

삶의 번뇌가 욕심이라면,
죽음의 고통은 쌓아놓은 죗값이다

삶의 끝자락에는 죽음이 기다리지만,
죽음의 순간에는 또 다른 삶이 시작된다

세속적 삶이란?

의심의 언덕을 오르는 것이다.
욕망의 우물을 파는 것이다.
에고의 탑을 쌓는 것이다.

비밀 창고의 문을 잠그는 것이다.
과시하고 싶은 것이다.
고난의 밧줄을 당기는 것이다.

양심의 가책을 느끼게 되는 것이다.
측은지심을 느끼게 되는 것이다.
두려움을 느끼게 되는 것이다.
거룩함을 찾게 되는 것이다.

죄를 고백하고 싶은 것이다.
위로 받고 싶은 것이다.
사랑 받고 싶은 것이다.

결국,
구원 받고 싶은 것이다.
세속적 영욕의 삶이 헛됨을 알게 되는 순간
바람처럼 흩어지게 되는 것이다.

세속적 죽음이란?

몸의 삶에서
영혼의 삶으로 건너가는 다리다.

무한한 의식의 세계로
확장 이동하는 것이다.

시간과 공간에서 벗어나,
시공을 초월한 우주의 세계로
공간 이동하는 것이다.

눈으로 보고, 귀로 듣는
몸의 세상에서,

마음의 눈과 귀로 보고 듣는
영혼의 세계로 이동하는 것이다.

생(生)과 사(死)

부처님이 사문에게 물으셨다
사람의 목숨이 얼마 동안에 있느냐?
며칠 사이에 있습니다
너는 아직 도(道)를 모른다

부처님은 다시 한 번 사문에게 물으셨다
사람의 목숨이 얼마 동안에 있느냐?
밥 먹는 사이에 있습니다
너는 아직 도(道)를 모른다

부처님은 또다시 사문에게 물으셨다
사람의 목숨이 얼마 동안에 있느냐?
"숨 쉬는 사이에 있습니다"
착하다. 너는 도(道)를 안다고
부처님은 말씀하셨다.
　　　　　　　　　　(송원, 2001)

삶과 죽음3

삶과 죽음은
둘로 나뉠 수 없는 하나이며
죽음이란 삶의 또다른 시작이다

죽음은
삶의 온전한 의미가 반영된 거울이며
삶의 가장 영광스러운 성취의 순간이다

마음의 본성을 실현하는 것이
삶과 죽음을 이해하는 열쇠인 것이다
    ("티베트의 지혜" 중에서)

죽음이란 ?

호흡의 멈춤이다
심장의 멈춤이다
이성의 멈춤이다
몸짓의 멈춤이다

육신의 옷을 벗어 던짐이다
세상 소풍이 끝나는 날이다
영적 여행이 시작되는 것이다
새로운 삶의 시작이다

죽음의 모습들?

거울속의 나
개천에 빠진 달
그림자
멈춤
투명인간
꿈!

그리고
혼백,
영혼

죽음의 기술

인간이여
그대는 자신의 의지와 상관없이
죽음을 맞이하는 구나
죽는 법을 배우지도 못한 채…

삶은 죽음으로부터 나온다
죽는 법을 배우라
그러면 그대는 사는 법을 배우게 되리라

죽음을 배우지 못한자는
삶까지도 배울 수 없기 때문이다

임종의 순간에 최초의 투명한 빛이
그대를 맞이하러 나타나리라

생(生)은 다만 그림자일 뿐
삶과 죽음의 길은 아무런 차이가 없다는 것을
모르는 자는 영원히 죽음의 길을 걷게 되리라

죽음의 늪을 무사히 통과해야
탄생의 기쁨을 맞이 할 수 있다 (티벳 死者의 書 중에서)

멈춤의 몸짓

삶의 꽃인 동시에 열매
삶의 절정의 순간
마지막 몸짓의 경험

우주의 품으로 돌아가는 것
순수 영혼으로 홀로 존재하는 것
완전한 자유를 경험케 하는 것

절대 침묵
육체의 옷 훌훌 벗어버린 영혼의 삶
또 하나의 탄생
　　　　　(김석련, 2012, 죽음의 순간을 표현한 詩)

존엄한 죽음

삶에는
위대한 삶과
비굴한 삶이 있듯이

죽음에는
존엄한 죽음과
굴욕적인 죽음이 있다

죽음에는 예외가 없다
부자이든, 가난하든,
유식하든, 무식하든,
차별이 없다(유나방송, 정목)

누구나 그날, 그 순간을
피할 수는 없다
두려움, 설레임, 환희가 어우러진
존엄한 그 순간을 맞이하기 위해
"숨", 한 번 길~게 내 쉬어 본다

평온한 죽음을 위한 명상수행

우리 모두가 죽는 것은 확실하며
누구도 죽음을 피할 수 없다

죽을 때가 정해져 있지 않으며
언제 죽음이 올지 모른다

우리의 생명은 연장이 되지 않고
태어나는 순간부터 계속 줄어든다

우리의 몸이 결코 견고하지 않다
따라서 지금 마음 수행이 필요하다

죽을 때는 수행 이외에 아무것도 도움이 되지 않는다
내 몸, 가족, 돈, 명예 등 세속의 부귀영화가
죽음 앞에서는 아무것도 도움이 되지 못한다는 사실을
깊은 차원으로 이해할 수 있는 마음 챙김의 명상 수행은
평온한 죽음을 위해 도움을 주게 될 것이다.
　　　　　(달라이라마의 "죽음에 대한 마음 챙김" 중에서)

천국과 지옥

천국은 하늘에 존재하는 구원의 공간이고,
지옥은 땅에 있는 감옥이다

천국은 마음에 있지만,
지옥은 육체에 있다

세속의 물질에 마음이 흩어져 있으면 지옥이요,
물질의 집착에서 벗어나 영혼의 자유를 얻는 순간이 천국이다

천국은 내 안에 있지만,
지옥은 내 밖에 있다

천국의 문은 밧줄이 바늘구멍 들어가기 만큼 좁지만,
지옥의 문은 크고 문지기가 없다.

천국의 문은 항상 열려 있지만,
지옥의 문은 들어가는 순간 굳게 잠긴다

천국은 구원 받은 자가 사는 곳이지만,
지옥은 죄의 사슬에 묶인 자들이 사는 곳이다

천국은 새로운 삶의 도시이지만,
지옥은 영원한 죽음의 도시

천국행 열차는
믿음의 티켓을 구해야 탈 수 하지만,

지옥행 열차는
차표가 없어도 탈 수 있는 곳이다

"죽음은 모두에게 미소 짓는다"
      (로마의 장군 막시무스)

"새가 죽어갈 때는 슬픈 울음 소리를 내고
사람이 죽어갈 때는 선한 말을 하게 되는 것이다."
      (소설 삼국지에서)

자연의 이치

하늘은 스스로 하늘이라
말 한바 없고
땅도 스스로 땅이라
말 한바 없다

다만 인간들의 이기심으로
하늘이라, 땅이라 이름지어
부르고 있음이다

따라서 우리들이 말하는
하늘은 하늘이 아니고
땅도 땅이 아닌 것이다

이치로 볼 때
하늘은 하늘이면서 하늘이 아니고
땅은 땅이면서 땅이 아니다

따라서
산은 산이 아니면서
산이 되는 것이고
물은 물이 아니면서
물인 것이다

귀천

나 하늘로 돌아가리라
새벽빛 와 닿으면 스러지는
이슬 더불어 손에 손을 잡고

나 하늘로 돌아가리라
노을빛 함께 단 둘이서
기슭에서 놀다가 구름 손짓하면은

나 하늘로 돌아가리라
아름다운 이 세상 소풍 끝내는 날
가서, 아름다웠다고 말하리라
　　　　　　　　(천상병 시인)

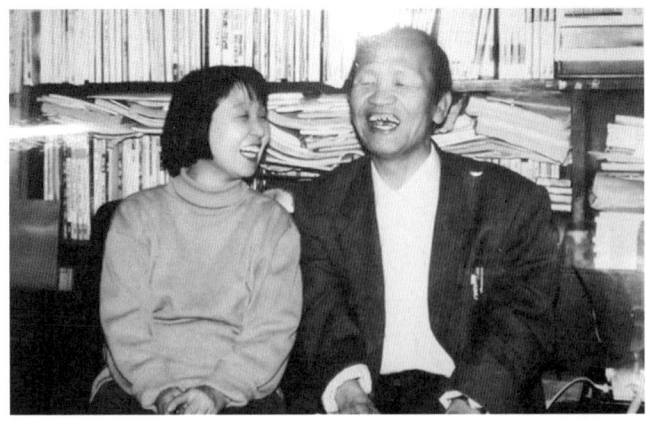

고 천상병 시인과 아내 고 목순옥 여사

백발가

한 손엔 막대 잡고
한 손엔 가시 쥐고

늙는 길 가시로 막고
오는 백발 막대로 치렸더니

백발이 제 먼저 알고
지름길로 오더라 (고려말의 선비 우탁)

백설이 잦아진 골에
구름이 머흐레라

반가운 매화는
어느 곳에 피었는고

석양에 홀로 서서
갈 곳 몰라 하노라 (고려말의 선비 이색)

오늘이 세상의 끝이라면

오늘이 세상의 끝이라면
내일은 없거늘
오늘에 충실하리

세상이 오늘 뿐이라 생각하면
오늘이 얼마나 소중한가

내일을 준비하며 산 날들이 부끄러워
고해성사를 한다
오늘 하루를 푸르게 살게 해 주소서

나의 어지러움은 욕망이 많은 탓이려니
한 줄기 바람으로 씻어 주소서

오늘이 세상 끝이라 생각하면
세상은 너무나 밝고 아름다워
티끌의 욕망도 드러나거늘
내 좁은 가슴에 숨긴들 무엇하리

오늘이 세상 모든 끝이라면
나는 온종일 소리 낼 수 있는 성당의 종이 되리라
　　　　　　　(황창연 신부의 강연 중에서)

지옥문의 비명(碑銘)

나를 거쳐 비통한 도시로 들어가고
나를 거쳐 영원한 고통으로 들어가고
나를 거쳐 멸망한 무리 사이로 들어가노라

정의는 내 지존하신 창조주를 움직여
천주의 권능과 최상의 지혜와
최초의 사랑이 나를 만드셨노라

나보다 앞서 만들어진 것은 영원한 것들뿐
나도 영원히 존속하리니
여기 들어오는 너희 모든 희망을 버릴지어다
　　　　　　　　　　(단테의 "신곡" 중에서)

인생 무상

삶과 죽음
만남과 이별
생, 노, 병, 사
희, 로, 애, 락

이 모든 것이
숨 한 번 깊게 들이마시고
길게 내뱉는 것과 같은 것이다.

필자는 오래 전에 계룡산에 있는 어느 한 명상센터에서 일주일 간의 단식 명상을 한 경험이 있다.

오직 생각으로 나 자신을 죽이는 이미지 트레이닝을 일주일 동안 수련한 결과, 마지막 되는 날 내가 나를 떠나 나를 지켜볼 수 있는 상황을 경험할 수 있었다.

이 순간은 마음이 그렇게 평온할 수 없었고, 나 자신이 온 우주를 품고 있는 듯한 느낌이었다는 표현이 가장 적절하다고 할 수 있다. 이러한 현상은 생각으로 나 자신을 완전히 죽여야 경험할 수 있는 것이다.

이처럼 삶과 죽음은, 긍정과 부정처럼 한 가지 사물에 두 가지 측면이 함께 존재하고 있다.

"삶은 '나옴'이요, 죽음은 '들어감'이기 때문에, 들어간 것은 나오기 마련이요, 나온 것은 들어가기 마련이다." (노영찬, 2005)

무척 가난한 시절이었던 필자가 고등학생 때의 일이다.

우물 물 한 대접에 조선간장 한 숟가락 넣고 꽁보리밥을 말아서 허기를 채우던 시절, 봄비가 부슬부슬 내리던 어느 날 하교길에 주린 배를 움켜 쥐면서 비를 피하려고 남의 집 담벼락에 기대서서, 먹구름이 드리워진 우중충한 하늘을 보며 왜 도(道)는 깊은 산중이나 절에 가서 닦아야 하지?

깨달음은 도(道)를 닦아야만 얻을 수 있는 것인가?

깨달음은 모든 걱정이 다 사라지는 걸까?

그냥 세상 삶을 살면서 깨달음을 얻을 수는 없는 걸까? 하는 막연한 질문을 나 자신에게 했던 기억이 난다.

비는 오지요

학교 공부는 짜증스럽고,

살아가는 재미도 없고,

배는 고프고…

이는 아마도 필자가 따분하고 고달픈 삶을 탈피하고자 하는 어린 마음에서 이런 생각을 했는지는 알 수 없지만, 지금 생각해 보면 어쩌면 이때부터 필자가 생활 속에서 깨달음을 찾고자 하는 의문을 품고 살아오지 않았나 생각해 본다.

몸짓의 소중함

우리의 몸이 때로는
이성보다 앞서고
감성보다 빠르다

하물며
법 보다 앞서간다

그래서 삶에 있어서
그 무엇보다
몸짓이 중요한 것이다

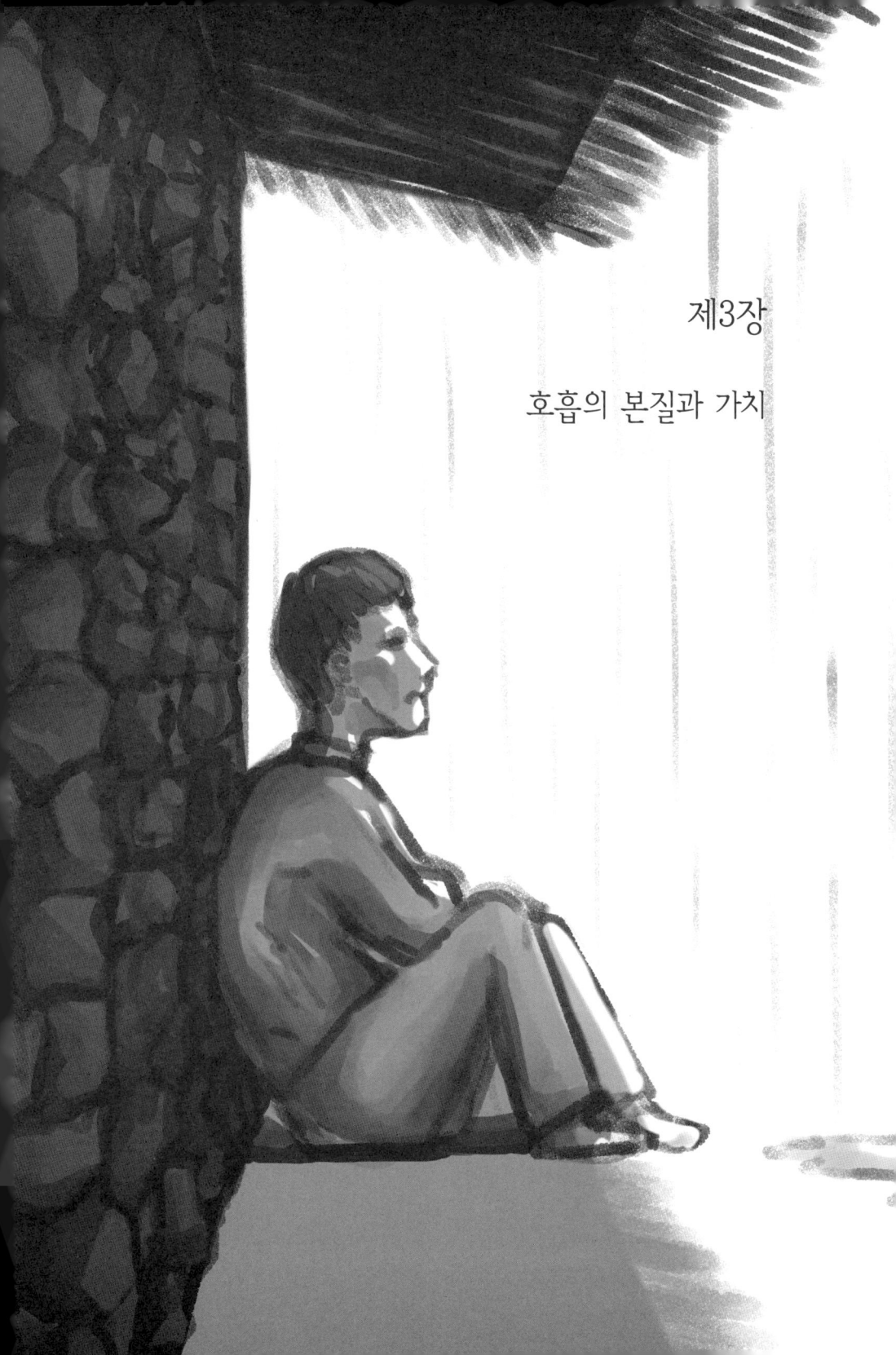

1. 호흡의 본질과 의미

"여호와의 하나님이 흙으로 사람을 빚으시고,
생기(호흡)를 불어 넣으시니 사람이 생령이 된지라." (창세기 2장 7절)

따라서 호흡은 하나님이 주신 영혼의 본질이자
생명의 실체이며 우리의 몸과 영혼을 연결해 주는
다리인 것이다.
만약에 이 다리(숨)가 끊어진다면 영혼은
몸을 떠나게 되는 것이다.

이러한 호흡은 우리들이 생존 본능에 의해 자연적으로
숨을 쉬는 방법인 육체적 호흡과, 피로회복과 면역력
향상에 도움이 되는 힐링호흡, 그리고 자신의 내면에
잠자고 있는 영성을 깨우는 명상호흡의 세 가지로
구분 할 수 있다. 그러면 지금부터 우리가 탄생에서 죽는
순간까지 놓지 말아야 할 호흡에 대한 중요성과 그 가치를
탐구해 보고자 한다.

호흡명상이란?

"몸에 공기가 들어가고 나감을 느끼는 것,
그것이 바로 호흡명상이다.

명상을 하며 숨을 내쉬면,
공기가 몸에서 나가고 있음을 느끼게 된다.
마음이 몸과 공기 사이의 접촉에 귀 기울이는 순간,
우리는 우리의 마음에 있는 그대로 접촉하게 된다.
우리 자신과 세계에 접촉하기 위해서는,
단 한 번의 깨어있는 호흡이면 충분하다.
그러면 몸과 마음에 평안이 깃들게 될 것이다." (틱낫한, 2003)

호흡은
"생각하지 말고, 말하지 말고, 분석하지 않으며,
개념적으로 설명하려 들지 말아야 한다.
다만, 오관으로 스스로를 지각(知覺)하고,
그 안에 무슨 일이 벌어지는지
오로지 그 알아차림(awareness)을 수련해야 한다.
'앉다' 라는 의미를 충분히 깨닫고,
"숨 쉬는것"을 완전히 인지한다면
그대로 마음에 평화를 느끼며,
마음의 균형과 해탈의 평온이 찾아온다."

(토마스하나, 김정명 역, 2013)

2. 육체적 호흡이란?

육체적인 호흡은 생명의 본질이다.
들이쉬고 내쉬는 것은 생존 본능적인 호흡이다.

내 몸의 혈액에 산소를 공급하여 주는 힘의 원천이다.
호흡은 의식의 습관적인 몸의 반응이고
삶과 죽음을 결정하는 에너지다.
호흡은 몸과 마음과 기(氣)를 조절 하는 도구로써,
외호흡과 내호흡이 있다. (우보, 2018)
허파에서 이산화탄소와 산소의 교환 작용을 외호흡이라 하며,
체내의 세포에서 교환하는 작용을 내호흡이라고 한다.
마음과 호흡 또는 의식과 무의식 사이에는 불가분의
연관성이 있으며, 이는 삶 속의 희, 로, 애, 락에 따라
호흡의 성질이 달라지게 된다. 분노와 긴장 상태에서의 호흡은
거칠고 산만하며, 기쁠 때는 들숨이 강하고, 슬플 때는 날숨이 강하게 된다.
어떤 일에 집중할 때는, 숨이 고르면서 고요하고 부드러우며
수면 중의 호흡은, 하루중 자신의 가장 안정된 호흡으로 돌아오게 된다. 따라서 숙면중의 호흡이 우리의 몸에 가장 유익함을 가져다주게 되는 것이다.
심신의 질병은 몸과 마음의 긴장감에서 발생한다.
다양한 기법과 의식작용 사이의 상호관계를 알아차려, 모호하고 관념적인 마음 공부를 의식계발과 호흡 기술을 통해서 각성과 명상 등의 개념은 경험을 통해서 배워야 하는 것이다.
리듬을 타는 호흡 기술인 프라나야마와 함께 몸과 마음,
의식의 연결 작용을 통해 몸이 따뜻해지고 질병이 사라지며,
힘을 얻게 되는 마음의 고요를 경험해 보시기 바란다. (혜민, 2018)

3. 피로회복을 위한 IAP 호흡법

　IAP(Intra Abdominal Pressure)는 복부내부압력(복압)이라는 뜻이며 이 호흡법은 배를 부풀린 채 숨을 쉬는 방법이 특징이다.
　즉, 복부 주변을 단단하게 만들며 하는 호흡법으로 숨을 내쉴 때도 배를 집어넣지 않고 부풀리는 방법으로 한다.
　이 IAP 호흡법은 미국의 스텐포드대학교의 모든 운동선수들이 컨디션 조절과 피로회복 및 부상예방을 위해 반드시 포함시키고 있다.

　이 호흡법의 수련은 횡경막 주변 근력을 향상 시키고, 복부의 압력을 높여 척추를 바로 세워 주게 되어 몸의 중심이 안정되며 허리통증에도 도움이 된다. 특히 혈중 산소 농도를 최대한 높여 피로 회복과 면역력 향상에 많은 도움이 된다.
　이러한 IAP 호흡법을 실천하면 몸의 중심 압력이 높아지고 이때 생기는 압력이 몸통과 척추를 지탱해 몸의 중심이 안정된다.
　　　　　　　　　　　　　　　　　　　　(야다마 도모오, 2019)

　필자의 수련경험으로 볼 때 임산부가 출산 직전에 이 호흡을 한다면 순산에 큰 도움이 될 것이며 또한, 변비 환자가 변기에 앉아서 IAP 호흡을 수련한다면 일석이조의 효과를 기대할 수 있을 것이다.

4. 명상호흡이란?

"숨"

'숨' 은
하나님께서 불어 넣어주신
생명과 영혼의 본질이자 에너지의 원천

침묵의 그릇에 고요를 담은
깊은 들숨과 날숨은
마음 수련의 근본이자 깨달음의 실체

화두를 가진 호흡이고
음과 양의 교류이며
생명 에너지와 영혼의 작용이다.

몸과 마음에 기(氣)를 조절하는 도구이자
기(氣)의 파동을 제공하는 매개체이며
세상 속에 흩어진 마음을 내 안으로 끌어들여
현재 상태에 머물게 한다.

'숨' 은
몸과 마음을 연결하는 내면의 연결고리로서
내 안에 잠자고 있는 영혼을 일깨우는 산들바람이며
도(道)를 향해 깨달음의 길로 나아가는
유일한 나의 길동무

과거와 미래는 번뇌의 대상이다
지금 이 순간을 직관 할 수 있다면
눈에 보이는 사물이 '무상(無相)' 과
'무아(無我)' 임을 깨닫는데
단 한 번의 '숨' 으로도 충분함을 줄 것이다

숨이 깊어질수록
마음은 고요한 사색을 즐기게 되고
그 고요함에 놀란 영혼이
깊은 잠에서 깨어나리라!

"명상 호흡의 시작은 들숨이고, 그 끝은 날숨이다."
"최대한 깊이 들이쉬고 완전히 내뱉는 것이 효과적이다."

"명상의 한 숨"

명상 호흡을 통해

무겁고 힘겨운
한 숨을

깃털보다 가벼운
한 숨으로

새로운 생명의
한 숨으로

자유의
한 숨으로

행복의
한 숨으로

그리고

깨달음의
한 숨으로…

명상 호흡의 시작

명상 호흡은
하루에도 오만 가지 잡생각을 하며
열두 번도 더 변하는
자신의 마음을 지켜보는 것으로 시작된다

이러한 명상 호흡의 시작은
내 마음의 공터를 찾는 것이고

명상 호흡의 수련은
그 공터를 넓혀가는 것이며

그 수련을 통해 내면의 허공을 만나지 않고서는
대자연의 이치를 깨달을 수가 없다

"이 순간 존재하고 있는 몸으로 자각해 본다.
나는 나의 몸을 통해 '지금, 여기' 온전하게,
그리고 존재함에 한 치의 부족함이 없는 몸,
그러함에도 불구하고, 기꺼이 존재하고 있음을
통해 존재감을 회복해 가는 시간을 가져본다." (육영숙, 2021)

명상호흡의 가치

대자연과 함께하는
명상 호흡은

피가 맑아지고
건강한 새로운 세포가 생성되며
에너지가 충전되어
피로가 사라진다

마음의 안정과 평화는 덤이다

이것은
날마다 하나님이 주시는

새로운 생명과
맑은 영성과
지혜로운 건강을 얻을 수 있는
최고의 축복이다

"피로에 강한 몸 만들기의 핵심은 호흡이라 할 수 있다."
("스탠퍼드식 최고의 피로회복법" 중에서)

대자연과 함께하는 숨

나는 천의 바람이 어디에서 와서
어디로 가는지 모른다

나는 허공중에 뜬 뭉게구름이
어디로 흘러가는지 모른다

나는 만물이 잠든 새벽녘 밝은 달이
왜 홀로 외롭게 빛나고 있는지 모른다

나는 밤 하늘의 수많은 별들이
왜 반짝이는지 모른다

나는 많고 많은 나뭇잎들이
왜 나부끼는지 모른다

다만 나는
대자연의 모든 사물들과
우주 만물을 창조하신 하나님께서
나와 함께 숨쉬고 있음을 안다.

여명의 '숨' 한 잔

고요한 어둠속을 헤치며
여명의 산책길을 나선다

명상의 한 걸음 내디딜 때
달도 한 걸음, 별도 한 걸음…

맑은 '숨' 한 잔 마실 때
달과 별이 함께 건배!

대지의 상위에 펼쳐진
꽃 안개의 향기를 안주 삼아

달빛 한 잔 마시고
아리랑 아리랑~ 아라리요…

별빛 한 사발 쭉~ 들이키니
내딛는 걸음마다 춤사위가 덩실덩실

아! 달빛 사랑에 취하고
별빛 미소에 넋을 잃네

가지 않은 낯선 길을
주춤거리며 나아간다

후미진 곳에서 잠깐 멈춰
또다시 '숨' 한 잔 깊~이 들이키고

수행의 먼길을 찾아 나선다
천상의 나비가 되어 훨훨…

"내 앞에 있는 것에 다시 집중하기 위해서는 천천히, 깊이 숨을 들이마시고 내쉬는 것보다 효과적인 방법은 없다."
(오프라 윈프리, 2019)

"숨을 들이쉬고 내쉬는 것은 '한 생명의 삶과 죽음'으로
이해할 수 있다. 즉, 호흡을 할 때마다
'삶에서 죽음으로'를 반복 하여 떠올리면서
지금 살아 있는 세상과의 거리감을 느껴본다."
(사이토 다카시, 2015)

"몸이란 음과 양으로 이루어진 하나의 우주이며,
그 음양의 균형이 잘 이루어져야 모든 것이 잘 흘러간다."
(진무 태극권 28대 후계자, 진하이산)

어떤 한 숨으로

고요와 평온에 잠겨
무상의 마음 자리를 찾아
마음을 닦고 또 닦아야 한다

텅 빈 충만과 가득찬 비움을 통해
'참 나'를 찾을 때까지

진아(眞我)의 마음으로 세상을 바라볼 때
마음은 고요해지며

"숨이 깊고 편안해질수록
내 주위가 숨에 집중할수록
생각이 줄어들게 됩니다

숨이 깊어질수록 몸안의 모든 긴장은 사라지고
나도 모르게 편안함과 상쾌함
깨어 있음과 열림을 경험하게 됩니다.

숨을 깊게 느끼는 시간이 많아질수록
어떤 상황이 와도 중심을 잃지 않고
평정심을 유지할 수 있습니다." (혜민, 2019)

5. 붓다의 호흡(Buddha's breathing)

"라훌라야,
들숨과 날숨에 대한 마음 챙김을 닦고
거듭거듭 행하면,
실로 큰 결실과 큰 이익이 있다.
라훌라야,
이와 같이 들숨과 날숨에 대한 마음 챙김을 닦고
거듭거듭 행하면,
마지막 들숨과 날숨이 소멸할 때에도[멸한다고] 안다.
그것을 모른 채 멸하지 않는다.
세존께서는 이와 같이 설하셨다.
라훌라존자는 흡족한 마음으로
세존의 말씀을 크게 기뻐하였다." (붓다)

이 설법은 석가가 깨달음을 얻기 위한 호흡의 중요성을
강조하고 있으며, 호흡의 수련을 통해서 몰입 상태의 호흡,
즉, 무아지경 상태의 호흡에 도달할 수 있음을 말하고 있다.
한 마디로 숨쉬는 것조차도 잃어버린 고요함에 머물 수 있을 때,
깨달음의 경지에 도달하게 된다는 의미로 볼 수 있다.
따라서 깨달음을 향한 첫 번째 단계는 명상이고,
호흡은 명상 수련의 중요한 핵심 요소라는 사실을 알 수 있다.

"명상 에너지를 기르기 위한 두 가지의 중요한 수련 방법은
깊게 호흡하는 것과,
생각하며 걷는 것이다.
깊은 이완은,
우리 몸을 돌보기 위한 경이로운 훈련이다.
호흡과 걷기,
이 두 가지의 단순한 행위를 통해
우리는 감정을 다스리고,
기쁨을 가꾸어갈 수 있다." (틱낫한, 2003)

6. 동물들의 호흡과 수명의 관계

1) 개는 0.6초에 한 번 숨 쉬는데 10~15년을 산다.
2) 소는 2~3초에 한 번 숨 쉬는데 18~20년을 산다.
3) 사람은 4~5초에 한 번 숨 쉬는데 80~100년을 산다.
4) 코끼리는 10~12초에 한 번 숨 쉬는데 60~70년을 산다.
5) 거북이는 20~30초에 한 번 숨 쉬는데 150~200년을 산다.

동물의 수명은 호흡과 심장 박동 시간에 비례한다.
즉, 숨을 빨리 쉬고 심장이 빠르게 뛰는 동물들은 그 수명이 짧고, 그 반대로 숨을 천천히 길게 쉬는 동물들은 오래 산다.
이것을 조금만 더 생각해 보면, 모든 포유류는 동일한 횟수의 호흡과 심장 박동수를 가지고 있음을 알 수 있다.

즉, 모든 동물은 평생 2억 번의 호흡과 8억 번의 심장 박동을 하도록 결정되어 있다는 것이다. 이런 점에서 1년을 사는 동물이나 50년을 사는 동물이나 실제로는 호흡 수가 모두 평등한 것임을 알 수 있다.(http://lsk.pe.kr/885)

인간의 수명은 호흡 수와 반비례 관계에 있으며, 이는 자연계 전체에 공통되는 사항이다.
장수하는 거북이, 학, 코끼리와 같은 동물들은 호흡 수가 느리면서 오래 산다. 반면 수명이 짧은 개, 고양이, 토끼, 쥐와 같은 동물들은 호흡 수가 짧고 빠르면서 단명한다. 그러므로 호흡 수를 줄이기 위해서는 호흡을 깊고, 길게, 그리고 고요하게 해야 한다.
동물들은 호흡의 전체 과정이 자연의 족쇄 아래 완전히 묶여 있어서 기계적으로 행할 뿐 호흡을 조절하지는 못한다.
오직 인간만이 자신의 의지로 호흡을 조절할 수 있다. 즉 수명은 호흡의 깊이와 비례하며, 호흡의 빈도와 반비례 한다.
(blog.daum.net/rotakdmf1028/15722770)

7. 호흡의 구분

1) 일반호흡: 인간이 생명 유지를 위해 육체적 본능으로 행하는 호흡이다.
2) 심호흡: 일반적으로 공기를 깊~게 들이 마셨다 길~게 내뱉는 방법이다.
3) 명상호흡: 내 안에 잠자고 있는 영혼을 일깨우기 위해 침묵을 배경으로 마음을 가다듬고 화두를 던지며 호흡에 집중하면서 코로 공기를 깊게 들이마신 뒤, 숨을 내 쉴 때는 혀끝으로 공기의 양을 고르게 조절하면서 천천히 그리고 길게 공기를 입으로 내뱉게 되는 방법이다.
4) 수련호흡: 자신의 심폐기능의 한계까지 코로 공기를 들이마신 후 다시 입으로 천천히 그리고 길게 폐 속의 공기를 완전히 내뱉는 방법이다. 이 방법은 심폐 기능의 향상을 위한 최고의 호흡수련 방법이다.
5) 리듬호흡: "리듬에 따라 호흡하라." 음악적 리듬에 맞춰 호흡을 하는 방법이다. 이는 들숨과 날숨을 하면서 자신이 듣고 있는 음악의 리듬에 따라 심호흡을 하는 것이다. 자신이 좋아하는 노래의 리듬에 따라 호흡을 할 수도 있으며, 하모니카나 휘파람을 불 듯이 호흡하는 것이다.
6) 복부팽만호흡: 복부가 불룩하고 솟아오르게 숨을 들이쉰 다음 숨을 멈추고 힘을 주면서 공기를 아랫배로 밀어 넣어 복부가 팽팽한 상태로 5~7초 정도 유지한 다음 천천히 일정하게 입으로 공기

를 내뱉는 호흡법이다.
7) 명상의 몸짓호흡: 심호흡을 하면서 몸짓과 음악적 리듬과의 조화를 잘 이루는 호흡법이다.

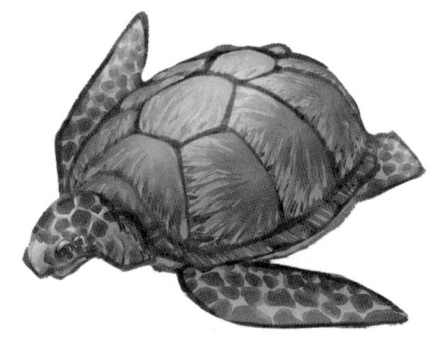

8. 명상 호흡의 정신적 가치

1) 명상 호흡은 몸의 미세한 "느낌"을 이해하는데 아주 효과적이다.
2) 명상 호흡은 생각을 좇아 과거와 미래로 가 있던 마음을 현재로 오게 하는 놀라운 효과가 있다.
3) 명상 호흡은 세상밖에 흩어져 있던 내 생각과 마음을 현재 이 순간에 머물게 한다.
4) 명상 호흡은 마음의 고요와 평화에 이르는 지름길이다.(법정)
5) 호흡은 우리의 몸과 마음을 연결해주는 아주 중요한 다리다. (혜민)
6) 호흡이 편하면 마음도 편해지고, 숨이 거칠면 마음도 거칠게 되며 마음이 급하면 숨도 급하게 되고, 마음이 고요해지면 숨도 고요해 진다. (혜민)
7) 호흡을 가다듬으면 자각하는 마음이 생기고, 이 자각의 힘이 마음의 평화를 가져오며 깊은 호흡은 흥분과 화를 가라앉히는데 도움이 된다.(틱낫한)
8) 명상 호흡은 스트레스를 줄여주는 최고의 방법이다.(이시형)
9) 자유, 행복, 깨달음은 자신이 뭔가 이루었을 때 오는 것이 아니고, 자신의 깊은 호흡을 통해 침묵의 공간을 온전히 바라볼 수 있을 때 느끼는 "텅 빈 충만" 또는 "가득 찬 비움" 상태의 감정인 것이다.

9. 명상 호흡의 의학적 가치

1) 산소가 3~6배 정도 흡입이 되고 체내의 불순물을 연소시킨다.
2) 심폐기능을 향상 시키며 혈중 산소 농도를 높여준다.
3) 심호흡을 통해서 이루어지는 횡경막의 상하 움직임은 내장 기관을 부드럽게 자극해서 소화기관과 신진대사를 촉진시킨다.
4) 내장 지방과 복부 지방을 분해시켜 허리 둘레를 줄여준다.
5) 모세혈관의 활성화로 새로운 양질의 면역 세포를 생성시킨다.
6) 심호흡은 기혈의 소통을 원활히 하여 순환계의 기능을 향상시킨다.
7) 명상 호흡은 우리 몸의 자율신경 조절 능력을 향상시킨다.(이시형)
8) 숨이 깊어질수록 몸 안의 모든 긴장은 사라지고, 나도 모르게 편안함과 상쾌함, 깨어있음, 열림을 경험하게 된다. 숨을 깊이 느끼는 시간이 많아질수록, 어떤 상황이 와도 중심을 잃지 않고 평정심을 유지할 수 있다.(혜민, 2019)
9) 명상 호흡에 의한 이완 반응은 호흡에 중점을 두고 있으며 호흡이 휴식 반응을 불러올 때 호흡은 마음에 집중하게 하는데 자연스럽게 도움을 주고 잡생각이 덜 들도록 해 주면서 일상적인 생각들에서 더 쉽게 벗어날 수 있게 해 준다.
(하버드 대학교 허버트벤슨 교수)
10) 명상은 스트레스를 줄이고 혈압을 낮추어 주며 중추 신경계를 좋게 한다. (프리벤션 닷컴)
11) 심호흡은 노화의 주 원인이 되는 활성산소를 줄이고 항산화 능력을 향상 시킨다. (김범택 교수)

12) 호흡을 길게 가져가는 것은 디스크 환자에게 도움이 된다.
(정선근 교수)
13) 몸의 이완과 면역력을 높여주고 혈액 순환을 촉진시킨다.
(명상호흡 사이버문화센터)
14) 호흡을 제대로 하면 신체적, 정서적, 인지적 측면에서 즉각적인 효과를 발휘 할 수 있다. (앤드류D. 후버맨 박사)
15) 명상 호흡은 스트레스 감소, 우울증 감소, 수면장애 개선에 도움되고 뇌파 진동을 통한 피곤함 감소에 효과가 있다.
(MBC 프라임, 존 그루질리아, 2011)
16) 명상은 뇌세포를 유지시켜 기억력 감퇴를 막을 뿐만 아니라 불안과 우울증을 예방하기도 하며 마음이 맑아지고 몸이 이완되어 건강에 좋다.(유태우, 2008)

10. 명상 호흡의 수련 가치

  필자가 명상 호흡 수련을 통해서 단계적으로 느낀바를 설명하면 다음과 같다.

1단계: 명상 호흡을 3,000회 정도 수련했을 쯤에 호흡 수련 중 어느 한 순간 나 자신의 숨통 즉, 폐활량이 확장된 것을 느낄 수 있었다.
2단계: 명상 호흡을 5,000회 정도 수련했을 쯤에 호흡 수련 중 어느 한 순간 나 자신이 들이마시는 공기가 신선하며 달고 맛있다는 느낌을 느낄 수 있었다.
3단계: 명상 호흡을 7,000회 정도 수련했을 쯤에 호흡 수련 중 어느 한 순간 대 자연의 기(氣)가 내 몸속에 들어 온다는 느낌을 받았다.
4단계: 명상 호흡을 10,000회 정도 수련했을 쯤에 호흡 수련 중 어느 한 순간 나 자신이 대자연과 함께 호흡 한다는 걸 느낄 수 있었다.
5단계: 명상 호흡을 15,000회 정도 수련했을 쯤에 호흡 수련 중 어느 한 순간 나 자신이 우주와 하나됨과 동시에 하나님과 함께 호흡하고 있다는 느낌을 받았다.

  본 연구자가 명상 호흡의 체험을 통해 단계적으로 느낀바에 대한 의견을 덧붙이면 명상 호흡의 수련은 수련자의 수련 방법에 따라 각각 다른 느낌을 받을 수 있다고 볼 수 있으며 수련 횟수에 대한 단계적 느낌 또한 개인차가 있을 수 있다고 본다.

11. 폐 건강에 유익한 명상 호흡

한국에서 암 사망률 1위가 폐암이라고 한다.

폐암은 보통 감기나 기침 형태로 나타나게 되는데 보통 감기 정도로 가볍게 여기다가 기침이 반복되거나, 각혈을 하게 되면 겁이 나서 병원에 가게 되어 암이 늦게 발병되는 경우가 많다고 한다.

그 이유는 폐에는 통증을 느끼는 신경세포가 없기 때문에 폐암이 생겨나도 어떠한 증상이나 통증을 느끼지 못하기 때문이다. 그래서 심한 기침 감기가 지속되어 암으로 판명되는 경우에는 벌써 폐암3기 이상으로 가는 경우가 흔히 나타날 수 있다.

폐는 한 번 손상이 되면 회복이 되지 않는다. 따라서 폐의 건강을 지키기 위해서는 심호흡을 자주 해서 폐활량을 늘려 폐의 건강을 유지해 나가는 것이 큰 도움이 될 것이다.

직업별 폐활량 연구에서 해녀들의 폐활량이 가장 높은 수치를 나타내고 있다고 한다.

해녀들은 보통 물속에 들어가면 2~3분 정도 물속에서 일을 한 뒤에 물 위로 올라와서 1~2분 정도 심호흡으로 호흡을 조절한 뒤에 다시 물 속으로 들어가는 일을 반복하게 되며 보통 하루에 4~5시간씩 일을 한다고 한다.

해녀들이 하는 심호흡은 가늘게 들이마시고 길게 내쉬는 것이 좋은 방법이라고 해녀 경험 40년 되신 분이 방송에 출연해서 말한바 있다.

불면증이 있는 사람이 잠을 자기전에 심호흡을 하게 되면 숙면에도 도움이 된다고 한다.

폐의 건강을 지키기 위한 또 한 가지 방법으로는 실내 공기를 청정하게 하는 것이 좋은데 특히 청소할 때 주의해야 한다고 한다. 실내 공기를 가장 청정하게 하는 청소 방법으로는 분무기로 공중에 물을 뿌린 다음에 물걸레로 닦아낸 다음에 진공청소기로 먼지를 빨아들이는 것이 가장 효과적이라고 한다.

또한 실내 공기를 정화해 주는 좋은 식물로는 아래카이자, 관음죽, 시킨답스서가 좋다고 하며 먹는 음식으로는 꾸지뽕이라는 열매가 좋은데 그 이유는 이 꾸지뽕에 함유된 루틴 성분이 기관지의 모세혈관을 도와 준다고 한다. (2019, MBN TV)

여기서 주의할 점 한 가지
초보자가 심호흡을 수련하고자 할 때 간혹 기침이 나올 경우가 있다. 이러한 경우는 깊은 호흡을 하기 위해 적응해가는 과정이기에 걱정할 필요가 없음을 참고하기 바란다.

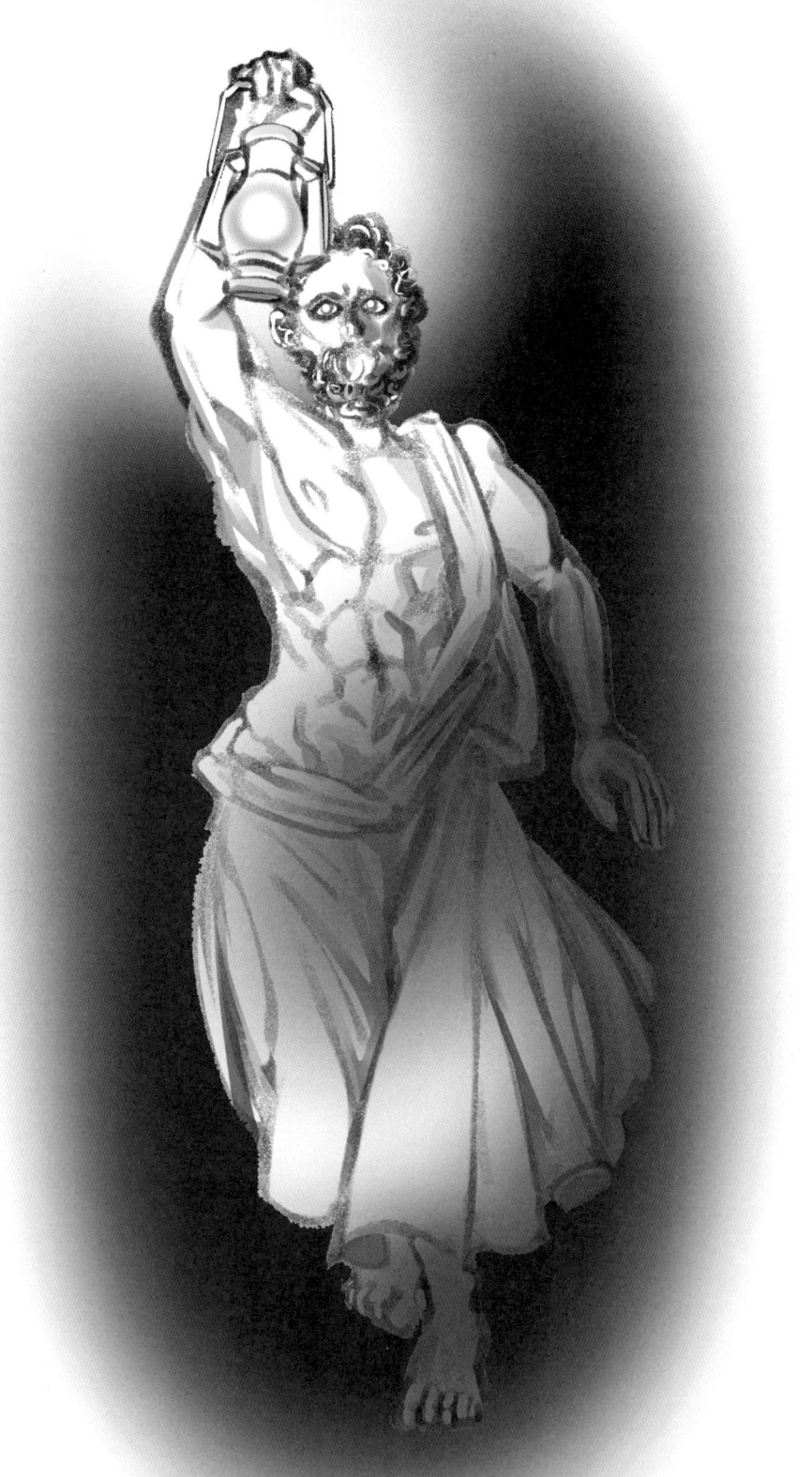

제4장

도(道:DAO: The Way)란?

도(道) 란 ?

원래 굽은 '길'
숲 속으로 홀로 걸어가는 '길'

검은 수풀 사이의 힘겨운 탄생 '길'
밑바닥에서부터 가장 높은 곳으로 가는 출세 '길'

있으면서 없는 '길'
아리 까리 한 '길'

삶의 '길'
죽음의 '길'

은혜로운 천국 '길'
악행의 지옥 '길'

무아(無我)의 '길'
해탈의 '길'

일장춘몽(一場春夢)
인생 '길'

삶과 죽음의 경계선에서 끝없이 걸어가는 '길'
그리고 道?!

1. 도(道)란?

도(道)

우주의 근본이자 만물의 근원
그 자체가 근원이고 뿌리
음과 양의 통일체이면서 공동체
소리도 없고 형체도 없는 그 무엇
있으면서 있지 않고 없으면서 없지 않은 그 무엇
전할 수 있고 얻을 수는 있지만 볼 수도 만질 수도 없는 그 무엇
높으면서 높은 척하지 않고 깊으면서 깊은 척하지 않는 것,
소유하지 않으며 자랑하지도 않는 것
멈출 수 없기에 시작도 끝도 없는 것
절대적 무(無)
가득 찬 공(空)
존재의 본질.
침묵의 소리로 들을 수 있는 것
멈춤의 몸짓으로 싹트게 하는것
예(禮)를 갖춘 절제된 몸짓으로 길을 만들어가는 것
홀로 아리랑
그리고
도(道)! (김석련, 2012)

비움도 비워라(空空)

하늘아 ~ 하고 허공을 향해 외치니
하늘아 ~~ 하고 땅에서 메아리 친다
그 둘이 조화를 이루어
대자연을 이루네

아버지 ~ 하고 찾으니
왜 ~ 하고 어머니가 답한다
그 둘이 하나되어
'나' 소우주를 창조 하였네

있음과 없음의 상생
음과 양의 조화
이름하여
도(道)라 칭하네

이것이 없으니
저것도 없으며
비움조차 없나니
너도 공(空)이요
나도 공(空)이니
우리 모두가 공공(空空)이라네

2. 노자의 道

도덕경 제1장에
도가도 비상도, 명가명 비상명(道可道 非常道, 名可名 非常名)이라 하였다.
이 말의 뜻은,
도(道)가 말해 질 수 있으면 진정한 도(道)가 아니고, 이름이 개념화 될 수 있으면 진정한 이름이 아니다.(최진석, 2018)

이름 없음이 하늘과 땅의 시작이며 이름 있음이 만물의 어머니 이다. 그러므로 항상 욕심을 없게 하면 그 신비함을 볼 수 있고, 욕심을 가지면 그 나타남을 볼 수 있다.
이 양자가 같은 근원에서 나왔지만 이름을 달리할 뿐 신비스럽기는 같다. 신비 중의 신비요, 모든 만물은 신비의 문이다."

(노영찬, 2005)

도(道)란?
"순수동작이다
순수 동작은 생각할 수 없고, 감각할 수도 없지만,
다만 느낄 수 있다.
그러나 크다고 말하면 천지라도 포괄할 수 있고
작다고 말하면 털끝 속이라도 들어갈 수 있다." (최태웅, 2011)

도(道)란?
"스스로 나타내지 않기에 밝게 되고,
스스로를 옳다고 주장하지 않기 때문에 드러나 보입니다.
스스로 뽐내지 않기 때문에 그의 공이 인정받습니다.
스스로 잘난 척하지 않기 때문에 오래갑니다.
겨루지 않기 때문에 세상이 그와 겨루지 않습니다."
(노영찬, 2005)

도(道)란?
"무엇을 낳고도 소유하지 않고,
무엇을 하고도 자랑하지 않으며,
무엇을 길러주고도 그것을 주재하려 들지 않는다."
(쉬캉성, 2005)

"도(道)는 절대적 무(無)이다.
즉 무형, 무상, 무성의 존재로 독립적이고
시작도 끝도 없으며 크기도 가늠할 수 없는 것이다.
그래서 예나 지금이나 변함 없는 것을 도(道)라고 한다."
(쉬캉성, 2005).

그러나 도(道)가 생성한 천지 만물은 마땅히 유(有)이다.
그래서 만물은 음과 양의 작용으로 이루어지며 만물은 음을 지고 양을 감싸 안는다. 따라서 음과 양은 상호 작용하며 화해의 기운을 형성하고 그리하여 만물을 생성하는 것이다. 즉 음과 양의 기(氣)가 충만하여 조화를 이루는 것이다.

악이 없으면 선도 없듯이,
있음과 없음,
긴 것과 짧음,
높음과 낮음 등의 대립쌍들은
서로 존재하게 만드는 조건이 된다는 것을 보여주고 있다.
그릇은 그릇 가운데 있는 텅 빈 공간이 바로 그릇을 쓸모 있게 만드는 곳이다. 즉, 사물의 공간인 무(無)가 존재하기 때문이다. 그래서 노자는 유(有)와 무(無)는 구별 없는 공존의 관계이자 상생의 관계이다. (최진석, 2018) 이는 즉 유(有)의 작용은 무(無)에 의지해서 발휘되는데 무(無)가 없으면 유(有)의 작용도 있을 수 없다는 것이다.
따라서 대립 면의 동일성 원리가 바로 여기에 있다.
'화' 속에 복이 깃들어 있고,
'복' 안에 화가 숨어 있음을 말하는 것이다.

"학문에 힘쓰면 지식과 견해와 욕망이 나날이 증가하게 되지만, 도(道)를 얻고자 힘쓰면 그것들은 나날이 감소하게 된다."

"세상의 사물에 집착하면 마음은 어지러워지고,
그 사물에서 벗어나면 평온해질 것이다."

"하늘의 도(道)는 덜어내기 때문에 항상 넘치는 것이고,
인간의 도(道)는 채우려고 하기 때문에 늘 부족한 것이다."
세속의 인간들은 희로애락과 생로병사와 탐진치의 사슬에서 벗어날 수 없다. 그래서 뭇 인간들의 인생살이가 천태만상이요, 천천만천

구만천이라고 하는 것이다.

노자 사상의 체계는 도(道)가 만물을 낳고,
만물은 최후에 도(道)로 다시 복귀하는 우주 대순환 사상이다.
따라서 노자는,
유정(有情) 작용이 있고,
유신(有信) 징표가 있고,
그 속에 정기(精氣)가 있고,
그 정기는 다시 없이 참된 성질을 가지는 것으로
도(道)를 정의하고 있다.

3. 장자의 도(道)

태초에 무(無)만이 있었고,
유(有)도 없었으며,
이름도 없었다.
여기에서 하나가 생겼는데,
그 하나는 있어도 아직 형체가 없었다.
물(物)이 하나를 얻어 생기니,
그것을 덕이라고 일컫는다. (汪國棟, 2005)

도(道)란?
'무'(無)다.
있다고 할 수도 없고,
없다고 할 수도 없으며,
존재의 유무(有無)를 초월한 것이다.

느낄 수 있으나 볼 수 없고,
만질 수도 없다.
높지만 높은 척 하지 않고,
낮지만 낮은 것이 아니다.

시(時)와 때를 초월하고,
그 무엇에도 의존하지 않고,
어디에나 존재 한다.

얻고자 하면 얻을 수 없고,
버리고자 할 때 득할 수 있다.

생과 사를 초월한 자연 그대로의 현상이다.
도(道)라는 이름도 빌려서 그렇게 부르는데 지나지 않는다.

황홀하구나,
그것들이 어디서 생겨나는지 알 수가 없으니 황홀하구나,
그 모습이 있는 듯 없으니,
만물은 그래도 자꾸 생겨나 모두 무위에서 번식되어 간다.
지도(至道)의 핵심은 깊고 어두우며,
지도(至道)의 극치는 어둡고 고요하구나. (汪國棟, 2005)

도(道)는 시간과 같은 것이다.
멈추는 일이 없기에 영원한 것이며,

인간은 도(道)를 떠나 결코 살 수도, 죽을 수도 없다.
도(道)는 음과 양이 서로 통하여 조화를 이루고,
상호 간에 통일되어 존재하는 것이다.

음과 양, 동과 서, 이것과 저것은 서로 일치하는 것이다.
이들은 구체적인 표현은 다르지만, 실재는 마찬가지다.
저것은 이것에서 나오고,
이것 또한 저것에서 나온다.

그뿐만 아니라, 삶은 죽음에서 생기고,
죽음 또한 삶에서 생기는 것이며,
밝은 것은 어두운 데서 생기고,
어둠은 밝은 데서 생기는 것이다. (汪國棟, 2005)

이것과 저것은 서로 대립하면서도 서로 의존한다.
물(物)은 저것이 아닌 것이 없고,
이것이 아닌 것이 없다, 라는 말은
서로 다른 사물을 가리킨다.

저것으로부터는 보이지 않지만,
이것으로 부터 하면 알게 된다, 라는 말은,
같은 사물의 다른 면을 가리킨다.
이것은 모순되는 두 가지 즉,
 음양, 천지, 대소, 선악, 귀천, 고저, 낮밤, 유무, 생사, 장단, 원근, 상벌, 앞뒤, 전후, 출입, 호흡, 완급, 동서, 상생상극 등 이러한 것들은 서로 상반되지만 둘 중 하나가 없어서는 성립되지 않는 개념을 기리킨다.

모두 대립하는 면과 통일되는 면이 있으며,
서로 살리는 면과 죽이는 면이 있다.
이 양자 사이에는 통일성이 존재하는 것이며,
이것과 저것은 하나가 둘로 나뉘고,
둘이 합해져 하나가 되는 변증법적 통일 관계를 이루는 것이다.

따라서 모든 사물에는 모순되는 두 가지 측면이
존재한다는 것이다.
사계절이 서로 교대하면서 만물이 생기고,
또 시들어 죽는 것이 자연의 이치며,
세상의 모든 사물은 시간이 다하면 소멸하고,
소멸하면 다시 시작되는 것이다.
그것들은 서로 대비되며 존재하고,
서로 원인과 결과가 된다.

그래서 장자가
저것과 이것은 동시에 함께 생겨나며,
삶이 있으면 죽음이 있고,
죽음이 있으면 삶도 있다고 말한 것이다.

삶과 죽음은 긍정과 부정처럼
한 가지 사물에 두 가지 면이 함께 존재하고 있다.
일체의 존재를 있는 그대로 긍정하는 경지에 도달 했을 때,
우리의 인식은 만유의 실상에 가까워졌다고 할 수 있다.

도(道)와의 일체화란?
자연에 맡기려는 의식마저도 없는 상태에 이르는 것이다.
따라서 성인은,
무념무상의 상태를 최고의 지혜로 알고,
선택하는 일이 없이 자연에 맡길 뿐이다.

일체의 모순과 대립을 초월한 도(道)의 세계에서는
큰 것을 대표하는 태산도 짐승의 잔털보다 작다.
"밝은지혜"에 따른다는 것은 바로 이것을 말하는 것이다.
(김원일, 2012)

세상은 하나의 거대한 여인숙이고,
우리 모두는
그기에 머무는 나그네 들이다.
조만간 다시 어딘가로
떠날 존재들,
그런 나그네들이기에,
지금 머무는 세상에
집착하고 매달리는 것은
어리석은 것이다. (장자)

4. 묵자의 도(道)

하늘은 땅에 비를 주고
땅은 하늘에게 푸르름을 선사한다.

대자연은 인류에게 숨쉴 수 있는 공기를 주고
인류는 대자연에게 변화한 세계를 선물한다.

광활한 산과 강은 인류에게 자연의 아름다움을 선사하고
인류는 그들에게 한없는 그리움을 보낸다.

편안하게 지낼 곳이 없는 게 아니라
편안한 마음이 없기 때문에 안식처가 없는 것이다.

만족할 만큼의 재산이 없는 것이 아니라
자신이 가진 것에 만족하지 못하는 마음이 있을 뿐이다.(묵자)

5. 니이체의 자유인(道)

짜라투스트라는
"삶은 계속해서 살아 있으며,
죽음이 없음을 안다.
삶은 영원한 것이다." (OSHO, 2004)라고 하였다.
즉 삶과 죽음은 하나의 흐름이며
그냥 돌고 도는 것이라고
할 수 있다.
만약 이러한 사실을 마음 깊이 이해하고 받아들일 수 있다면,
그는 진정 자유인이며,
도(道)를 깨우친 사람일 것이다.
자유, 행복, 깨달음, 이 세 가지의 핵심은 하나다.
이는 곧 대자연의 이치를 깊은 차원으로 이해하는 것이다.

6. 성철의 도(道)

산은 산이요 물은 물이로다

큰 깨달음 널리 비치시니
고요함과 없어짐이 둘 아니로다

보이는 만물은 관음이요
들리는 소리는 묘음이로다

보고 듣는 이것 밖에 진리가 따로 없으니
아아, 시회 대중은 알겠는가?

산은 그대로 산이요
물은 그대로 물이로다

7. 이율곡의 도(道)

도(道)를 배우니 곧 집착이 없구나
인연따라 어디든지 유람하네

잠시 청학의 골짜기를 이별하고
백구의 땅에 와서 구경하노라

이내 몸 신세는 구름 천리이고
하늘과 땅은 바다 한 구석일세

초당서 하룻밤 묵어가는데
매화에 비친 달 이것이 풍요로구나 (황의동 2013)

8. 깨달음(道)이란?

깨달음?

명상호흡을 통해
세상에 흩어져 방황하고 있는 나의 생각이 내 안에 들어와
지금 이 순간 내안에 존재하는 또다른 나를 관조할 때
어떤 상황에서도 흔들리지 않는 몰입의 상태에
깨어 있음의 머무름이다

깨달음의 느낌은
육신은 나의 임시 거처요
눈, 귀, 코, 입은 장식품이고
돈과 명예와 권력들이 하찮게 여겨진다

앎의 수준이 높아질수록 모름의 깊어짐을 알고
앎과 모름의 경계선을 초월하여 그것이 하나임을 알 때
세상 만물의 이치가 하나이자 둘임을 깨닫는다

"모든 육체는 풀과 같고, 그들의 아름다움은 들판의 꽃과 같다"
는 성경의 진리와
자신이 들판의 이름 없는 한 떨기 들풀임을 깨닫고
대자연과 함께 춤추고 호흡하며

생과 사를 초월하여 존재함의 감사에 감탄을 느낄 때
자신이 지구별의 방랑자라 느낄 때
나그네임을 깊이 인식할 때

이는 깨달음에 도달한 것이다.

그런즉
빛
구름
바람
공기
몸짓
대자연을 벗으로 하는 삶

그리고
숨!!!

깨달음의 춤

신체적 한계점에 도달한
명상의 몸짓은
집중의 강을 넘고 넘어
시간과 공간을 초월한
몰입의 망망대해에 한 발을…

순간 맞이하게 되는
황홀한 느낌은 도(道)를 향한 첫 걸음

신체적 한계를 넘어선
명상의 몸짓은
도(道)를 향해 내딛는다
왼 한 걸음엔 공(空)이
오른 한 걸음은 무아(無我)가

그 다음 한 걸음엔
텅 빈 충만, 가득찬 비움

우주를 한아름 안고
득도(得道)를 향해
깨달음의 바다에서 춤을…

깨달음의 상태는,
그 무엇에도 얽매이지 않는다.
시간과 공간의 지배를 받지 않는다.
완전한 자유다.

깨달음의 순간이,
곧,
새로운 시작이고,
태초이며,
새 하늘이고,
새 땅이다.

"마음의 문이 열려 세상과 내가
서로 연결되어 있다는 것을
생각이 아닌 몸과 가슴으로 느끼는 경험이다." (혜민, 2018)

세상은 마음 먹기에 달려 있다.
모든 것은 마음에서 비롯된다.
나를 가두는 것도,
나를 자유케 하는 것도,

의심이든, 악이든, 선이든, 이 모든 것이,
내 마음이 결정하는 것이다.

따라서 내 인생의 모든 문제는,
나 자신에게 물어야 한다.
답을 얻을 때까지.

저 하늘의 허공을 보라,
그 무엇에도 얽매이지 않는다

그대들이여,
하늘의 마음을 가져보라.
진리는 있는 그대로의 실체이다.

굴러가는 돌맹이 하나에
우주를 들여다 볼 수 있고,
떨어지는 낙엽 한 잎에
인생을 느낄 수 있는 것이다.

"떠나라 낯선 곳으로,
그대 하루하루의 낡은 이 반복으로부터." (고은)

"네가 주인이다, 홀로 살아라.
걸어가라 자유로운 길을,
자유로운 정신이 너를 이끄는 곳으로." (푸쉬킨)

9. 득도(得道)의 한 걸음

낙엽을 밟으며 홀로 걷는다

밝음에서 어둠을 볼 수 있고
큰 것에서 작음을 볼 수 있고
긴 것 같지만 짧게 느낄 수 있고
빠름의 정점에서 멈춤을 느낄 수 있고
옳음에서 그름을 발견한다

숲과 함께 숨쉬며 걷는다

어둠과 밝음을 구분하지 않고
작고 큰 것을 따지지 않고
짧음과 긴 것을 비교하지 않고
느림과 빠름에 상관하지 않고
그름과 옳음을 분별하지 않는다

발걸음이 무거워 잠깐 멈춰

깊은 명상의 한 숨 몰아쉴 때
삶을 향해 빠르게 전진하여 왔건만
죽음을 향해 나아가는 느림의 발걸음이
점점 느리게 후퇴하고 있음이 사무친다

자연과 하나 되어 걷는다.

낙엽 밟는 소리에 사계절을 느끼며
대자연의 무궁한 섭리를
깊은 차원으로 관조하며
홀연히 무위의 길을
무심으로 내딛는다.

한 걸음은
'무(無)'와 '0'의 묘한 이치를
또 한 걸음은 '도(道)'를 향함이요
그다음 한 걸음은 '존재'를 위함이다.

'태권(跆拳)'과 '도(道)'

跆拳이 손과 발의 기술이라면
道는 삶의 예술이다.

跆拳이 몸의 수련이라면
道는 마음의 수양이다.

跆拳이 현상적이라면
道는 본질적이다.

跆拳이 공격적이라면
道는 평화적이다.

跆拳이 외재적이라면
道는 내재적이다.

跆拳이 유한함이라면
道는 무한함이다.

跆拳이 형이하학적이라면
道는 형이상학적이다.

跆拳이 가짐이라면
道는 비움이다

跆拳이 수단이라면
道는 궁극적인 목표다(김석련, 2012)

"지식"과 "도(道)"

지식의 폭은 넓어질수록
모름의 깊이 또한 깊어지며

"道"는 깊어 질수록
가득 찬 비움의 공간이 커진다.

"지식"이 머릿속에 쌓는 것이라면
"道"는 채워진 마음을 비우는 것이다.

"지식"은 채울수록 부족하지만
"道"는 비울수록 충만해진다.

"지식"의 수준은 높아질수록 한계에 부딪히게 되지만

"道"는 닦을수록
이해와 수용의 폭이 커진다.

지식은 이기적 도구로 사용될 수 있지만,
"道"는 만인에게 유익함을 제공한다.

지식은 채워도 만족할 수가 없지만
"道"를 얻으면 자신이 세상의 중심이라는 걸 깨닫게 된다.

참 나를 만나고 싶다

깊~은 한숨에서 나를 만나고 싶다
나의 발걸음에서 나를 만나고 싶다

푸른 창공에서 나를 만나고 싶다
두둥실 떠가는 구름에서 나를 만나고 싶다

스쳐 지나가는 바람에서 나를 만나고 싶다
한 떨기 들꽃에서 나를 만나고 싶다
한 줌의 흙에서 나를 만나고 싶다

나는 어느곳에나 있는데
그 어디에서도 만날 수 없네

삶의 여정 끝나는 그날이 오면 허공에서
참 나의 삶을 시작하리라

"종교는 참 나를 찾아가는 순례의 길이다" (김면기 정신과 의사)

도인(道人)의 생각

道人은
홀로 침묵 하고 있을 때
보이지 않는 것과, 들을 수 없는 것에 대해
골똘히 생각한다

문득 호기심과, 염려와, 두려움을
조심 스럽고 신중하게 관조하며
한 걸음씩 나아간다

어느 순간 두려움의 한계를 넘어서서
새 땅을 디디고 서서
새 하늘을 바라 보면서
신비함으로 가득찬
대 자연과 함께 숨 쉰다

비로소
침묵의 언어를 이해하고
볼 수 없는 것을 볼 수 있고
들을 수 없는 것을 듣게 된다

도인(道人)의 삶

세속을 살면서
세속을 잊고 사는 것이다
즉 무심(無心)의 경지다

텅 빈 공간에 빛이 많이 들어올 수 있는 것처럼
마음이 비어 있을수록
도심(道心)이 더욱 활발히 활동하게 되는 것이다

도심(道心)이란?
무상 무념의 상태로 일체의 존재를
있는 그대로 긍정하는 경지에 도달했을 때
텅 빈 충만과 가득찬 비움을 통해
도(道)와 일체를 이룬다

즉, 도인(道人)의 삶이란?
지금 이 순간만을 관조하며 살아가는
사람을 일컫는 것이다

무위자연의 도(道)

지혜로우면서도 앎 속이 허공임을 알고
텅 빈 충만과 가득찬 비움의 이치를 안다

모름을 통해서 모름을 잇고
앎을 통해서 아는바가 없다

명상을 통해서
생각이 없어짐을 알고

몰입의 상태에서 찰나를 관조하며
하나와 둘의 이치를 알고
대자연과 하나가 될 때

비로소
자연의 힘에 의해 모든 사물이 변화 생성되는 이치
즉 하지 않음을 통해 할 수 있는
무위속에서 노닐 수 있는 것이다

무위자연의 삶

앎의 수준이 높아질수록
앎의 수는 줄어들고
모름의 수가 늘어남을 안다

모름의 깊이가 깊어질수록
모름의 수는 줄어들고
앎의 수가 늘어남을 안다

결국엔
앎을 통해서 아는 바가 없고
모름을 통해 모름을 잊게 되어

앎과 모름이 하나임을 깨달아
이해(利害)와 귀천(貴賤)의 상대적 관계를
초월할 수 있을 때

비로소,
무위의 삶을 살아 갈 수 있는 것이다

변화 무쌍한 도(道)

필요이상 굽은 것은 곧게 하고
무리한 곧음은 휘게 한다
움푹 패인 곳은 메우고
쓸모 없이 높은 것은 잘라낸다

부족한 곳은 채우고
많아서 넘치면 잃게 한다
뿌리는 꽃과 열매를 맺게 하고
열매는 다시 뿌리로 돌아간다

무거운 것엔 가벼움을 더하고
가벼움에는 무게를 더한다
계속 높아지면 끌어내리고
바닥에선 다시 올라가게 한다

삶이 충만 할 쯤엔 죽음의 길로
죽음 뒤엔 또 다시 소생의 길로

이처럼 도(道)란?
음양의 조화를 이루기 위한
끝없는 변화의 리듬이다

도인(道人)의 앎

참된 앎이란
앎과 모름의 구분이 없다

앎 속에서 모름을
모름 속에서 앎을

만물에 통하고자 함은
성인이 될 수 없고

누구와 친하려고 함은
인자가 아니며

이해를 깨닫지 못함은
선비라 할 수 없다

도인은
무심히 세상에 와서
자연스럽게 살다가
태연히 자연으로 돌아간다 (장자)

도인(道人)은

몸은 마른나무
마음은 죽은 재

슬기를 버리고 참으로 들어간다
망연히

그저
황홀히 텅 비어
밑바닥도 모르고

사람이면서
또
사람이 아니다. (장자)

찰나의 인생

직선 도로에서 지나친 것
곡선 도로에서 살펴보고

올라갈 때 못 본 것
내려올 때 보게 되네

활짝 핀 봄꽃도
한 줄기 심술 바람에 흩어지고

아름답던 오색의 단풍도
추풍에 낙엽이 되어
흙으로 돌아간다네

파도에 떠밀려와
흩어져버린 내 인생
밀물처럼 왔다가
썰물처럼 사라져 간다.

생로병사, 희로애락…
긴 한 숨 길게 몰아쉬고 좀 쉬어나 가세
인생은 그냥 왔다가 가는 것…

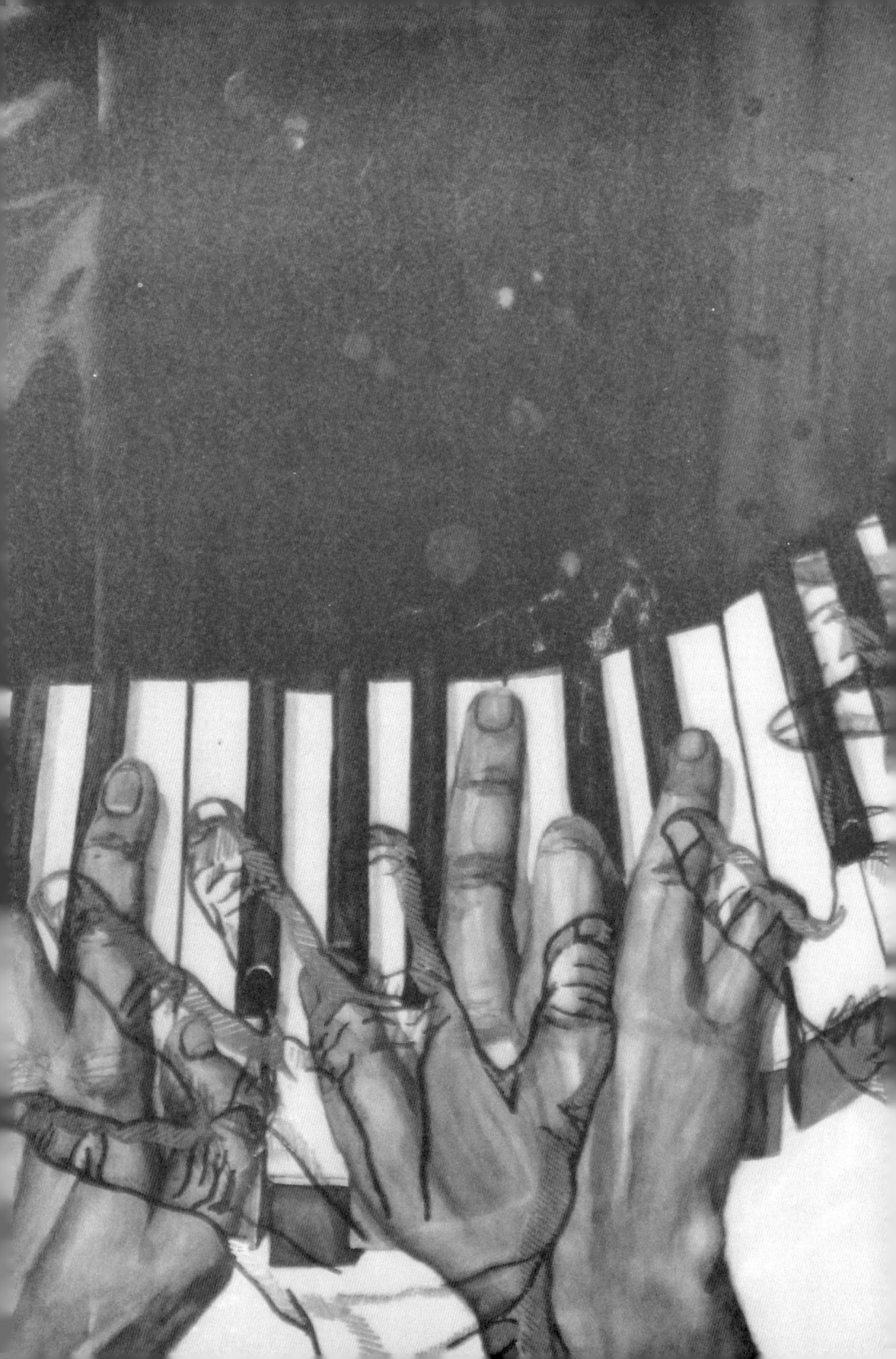

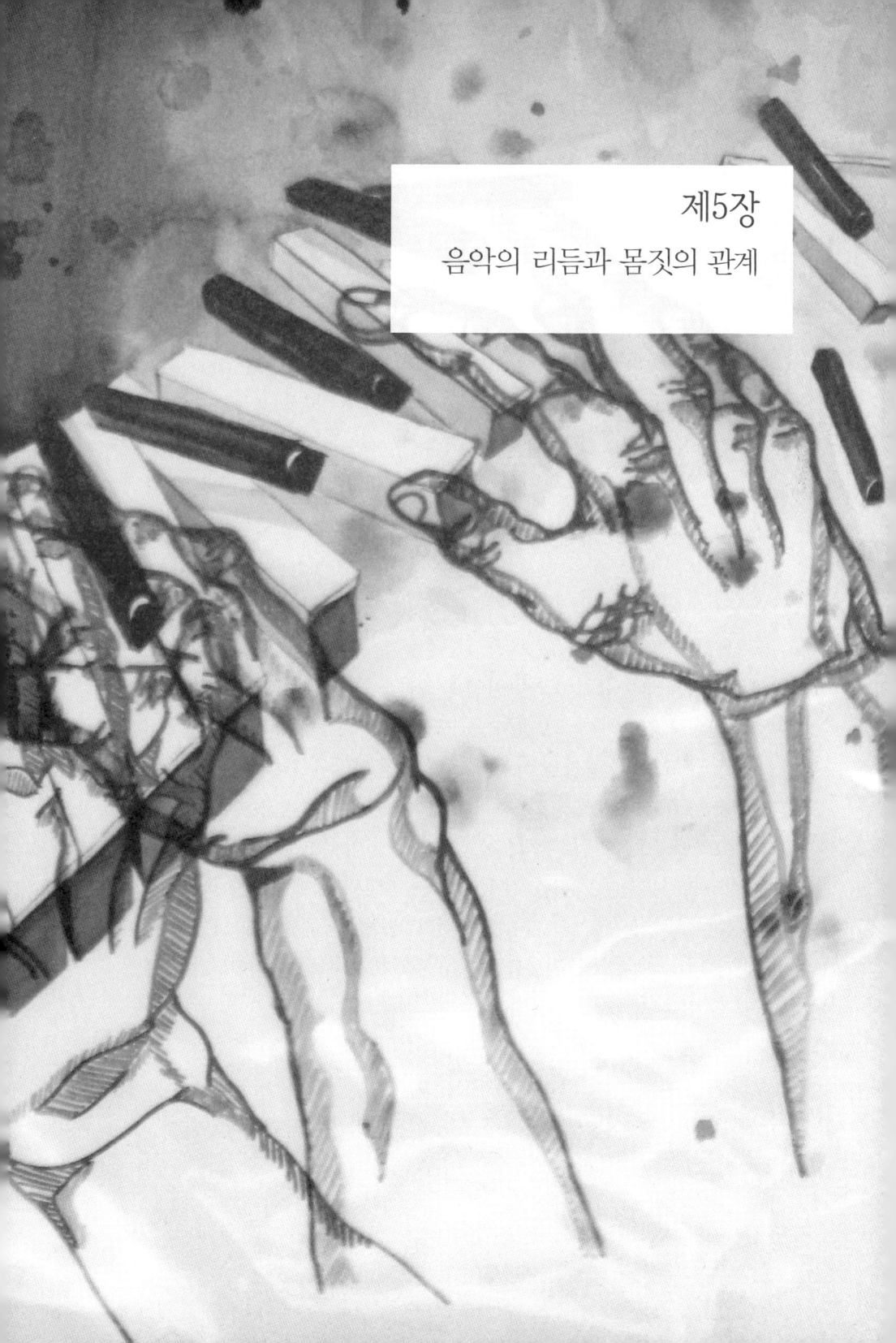

제5장
음악의 리듬과 몸짓의 관계

1. 음악의 본질과 의미

"음악적 아름다움의 본질은 무엇인가?
음악의 아름다움은, 외부의 어떤 것에도 의존하지 않고, 오로지 음률과 그것의 예술적 결합에 의한 것이다." (Edward Hanslick)

음악의 가치는 그 자체이며 순수하게 음악적 영역 안에 있다. 불변하는 존재와 형상을 절대적 진리로서 이상화시키는 합리주의자에게 음악은 질서 정연하고, 패턴화되고, 체계적이며, 규칙과 원칙의 산물이다.

음악이란?
작곡 기법의 합리성과 논리성에 초점을 두어 음악과 수학적 개념과 연계 시킨다. 음악의 경우 음 자체에 미적 특질이 내재되어 있기 때문에, 그 미적 경험을 하려면 음 외적인 세계에 들어갈 필요가 없으며, 예술 경험은 형식 그 자체를 인식하고 감상하는 것이다.

음악을 자율적인 형식으로 보는 한슬릭(Edward Hanslick, 1825~1904)은 음악이란 감정이 아닌 아름답게 패턴화된 소리라고 논증한다. 그는 음악의 가치가 순전히 음악적인 문제이며, 음악이 객관적으로 제시될 때, 이것을 완전히 지각하는 사람에 의해서만 측정될 수 있는 것이라고 믿는다.

"음악은 영혼을 산술적으로 드러내는 비밀스런 작업이다."

"음악은 시간 속에 나타나는 질서다." (스트라빈스키)

성 아우구스티누스는 음악은 잘 구성된 움직임에 대한 학문이다.
(musica est scientia bene modulandi)
여기서 "잘 구성된 움직임"이란 올바른 움직임을 시간의 척도와 시(時) 공간에 전제된 것으로 여기에는 수적인 것이 가장 중요하다.

음악의 신동이라 불리우는 아마데우스 모차르트(Wolfgang A. Mozart, 1756~1791)의 음악을 한 마디로 함축시키자면 조화와 균형이라 할 수 있다.

그의 음악은 화성적으로 가장 최적화된 음악으로 평가받고 있으며 또한 그의 명쾌하고 간명한 구조, 선율의 특징을 쉽게 알아볼 수 있다. 그의 소나타 형식이 황금 분할의 비율을 나타내고 있는 것이 좋은 예다.(www.redian.org/archive)

2. 명상의 몸짓과 리듬의 관계

"명상 호흡을 하기 위해서는
호흡 할 때 자연적인 리듬을 관찰해야 한다.
억지로 더 깊이,
더 천천히 하지 말고,
자연적인 리듬을 타는 것이다." (2003, 탁낫한)

리듬이란?
일정한 박자나 규칙에 의하여 음의 장단(長短)과 강약(强弱)등이 반복될 때의 그 규칙적인 음의 흐름이라고 볼 수 있다.
리듬은 수학 공식처럼 계산되는 것이 아니고, 다양한 변화를 시도 할 수 있으며, 자신만의 리듬을 형성 할 수 있는 것이기도 하다.

가장 원초적인 리듬은 우리 몸 안에 있다.
피의 순환을 위해 뛰는 심장의 운동 즉,
이를 고동이라고 할 수 있다.

명상 자세로 앉아 조용히 심장의 고동 소리를 느껴보면,
심장이 뛰는 소리는 각자가 다르게 느껴질 수 있지만,
보통 통통통, 또는 두근, 두근, 두근,
또는 쿵쾅, 쿵쾅, 쿵쾅 등등의 규칙적인 리듬의
흐름을 느끼게 된다.
만약 당신 심장의 고동 소리가 규칙적으로 일정하다면,

건강한 심장을 가지고 있다고 볼 수 있다.
음악적 리듬을 읽을 수 있는 박자표는
분수의 형태로 나타내는데
아래에 쓰인 숫자는 기준이 되는 박자를,
위에 쓰인 숫자는 한 마디에 들어가는
박자의 갯수를 나타낸다.
3/4 박자는 한 마디에 세 개의 박자가 들어가는데,
한 박자의 단위는 4분 음표이다, 라는 의미를 담고 있다.
그럼 가장 많이 나오는 4/4박자는 한 마디에 네 개의 박자가 들어가는데, 한 박자의 단위는 4분 음표인 것이다.
그런데 여기서 중요한 사실 한 가지!
4/4박자 한 마디에 들어가는 네 개의 박자는
똑같은 것이 아니다.

각각 [강, 약, 중강, 약]의 악센트를 가지고 있다. 그래서 한 마디 단위로 규칙성을 가지게 되는 것은 아주 중요한 사실이다. 악센트 규칙은 악보에는 표시되지 않았지만 기본 전제로 깔려있는 것이기 때문에 지켜주어야 한다.

박자와 리듬의 흐름은 어느 날 누가 정한 것이 아니라, 음악의 역사와 함께 자연스럽게 형성된 것이니 그다지 불편하지 않을 것이다. 어떠한 신체의 움직임에 규칙적인 박자와 리듬이 마음에 들지 않는다면, 자기만의 새로운 리듬을 만들어도 좋다.
처음엔 좀 어색할 수는 있겠지만 익숙해지면 괜찮아지게 된다. 단, 주기성을 가져야 한다. 주기성이 없으면 움직임과의 조화를 이루기 어려워서 어색하거나, 동작의 밸런스를 잃어 버리게 되는 것이다.

4/4박자는 1과 3에 강세가 있다. 이것이 자연스러운 형태이다.
흑인 음악은 2와 4에 강세가 있어서 이 기준으로 보면 매우 어색하다. 하지만 이 어색함이 매력으로 작용하면서 이제는 자연스러운 흐름이 되었다.
4/4박자 리듬이 [강, 약, 중강, 약]의 악센트를 가지고 있다 해서 악센트를 정확하게 구분하라는 것은 아니다. 흐름을 느끼는 것이 중요한 것이다. 그러면 듣고, 보고, 행하는 사람에게 그 흐름이 전달되는 것이다.

신체의 운동도 마찬가지다.
어떠한 움직임이나 기술에 "리듬을 탄다"는 것은 마치 파도타기처럼 강약의 물결(흐름)을 얼마나 잘 타는가를 말하는 것이다.
리듬을 잘 타는 사람을 보고 그루브(Groove)가 좋다고 한다. 그러려면 스텝과 몸의 움직임뿐만 아니라 호흡 까지도 정확히 조절해야 한다.(https://blog.naver.com/leesgear/221087227014 수정편집)

운동선수가 결정적인 순간동작에 호흡과 신체 리듬이 절묘하게 조화를 이룰 수 있을 때 창조적 기술을 발휘할 수 있게 되는 것이다.

3. 공자가 주장하는 음악의 가치

공자께서 노나라 대사악(大師樂)과의 대화에서 음악에 대해서
7음계 각자가 모두 다르지만 점점 더 화합, 하나가 되니
뚜렷하면서도 서로 이어져서 하나를 이루는 것이다.
그래서,
음악이 없다면 예(禮)를 드러낼 수가 없다.
예(禮)는 법에 비해 부드럽고 자존적이며,
악(樂)은 그 예(禮)에 비해서도 더욱 부드럽다.
예(禮)가 없다면 법이 의미가 없고,
음악이 없다면 예(禮)와 법이 그 빛을 발할 수가 없다. (공자)

공자는 예(禮)와 악(樂)을 따뜻한 마음(仁) 다음으로 중시하였다.
공자는 음악에 대해서 말하기를,
이제 음악에 대해서 알 것 같구나.
시작할 때는 흩어진 마음이 하나로 모이는 듯하고,
다음으로 이어질 때는 잡념이 사라져 마음이 순수해 지듯하고,
순수한 마음이 환하게 밝아지는 듯하며,
본래의 마음[착한 본성]이 실이 풀리듯이 줄줄 풀려 나와
그렇게 일단락하여 완성되는 것이구나, 라고 말씀하셨다.
그러므로 음악은
"곧은 마음의 본성을 발휘할 수 있는 덕(德)을 밝히는
중요한 수단이다." (공자), (blog.daum.net/econs11/515)

4. '명상의 몸짓'의 음악적 의의

삶의 굴곡을 연주하라!

행복이 지나면 불행이 오고,
불행 끝에 행복이 기다린다.
선 뒤에 악이 도사리고,
악의 발밑에 선이 숨을 쉰다.

좋은 일 다음엔 나쁜 일이,
괴로운 일이 지나면 기쁜 일이,
이 둘은 음과 양의 상호 모순적 대립을 지향하며,
궁극으로 몰고가 교차한다.

삶의 길흉화복은 일도양단 되지 않으며,
서로 상보상충의 관계다.
이처럼 삶의 굴곡은
동등한 관계이자 적과 동지이면서
졸혼의 관계이다.

만약 당신이 아름다운 삶을 원한다면,
삶의 굴곡을 리듬으로 연주하고,
그 가락에 춤을 추어라.

득음의 경지

들을 수 있지만 듣지 않고
들을 수 없기에 들을 수 있는
영롱한 소리

들을 수 있음을 통해 들은바 없고
볼 수 있음을 통해 보이는 바가 없다

들을 수 있음과 없음
볼 수 없음과 있음의 경계선이 허물어지고
목소리가 폭포수를 뚫을 때

소리 속의 소리 없음을 알고
소리 밖의 소리를 들으며
소리 없는 메아리를 느낀다

이처럼 극과 극을 넘나드는 해탈의 소리를 토해냈을 때
비로소 득음의 경지에 도달한 것이다

따라서 명상의 몸짓 수련의 음악적 의의는
살아서는 몸짓으로 연주하고,
죽을 때는 영혼의 노래를 부르리라.

5. 깨달음을 향한 최고의 음악 아리랑

"아리랑"

아리랑 아리랑 아라리요,
아리랑 고개를 넘어간다.
나를 버리고 가시는 님은,
십리도 못 가서 발병난다.

 이 아리랑 노래는 작가 미상의 우리나라 민요로서 남녀노소 누구나 잘 알고 있는 노래다.
 우리는 아리랑을 흔히 사랑에 버림받은 어느 한 맺힌 여인의 슬픔을 표현한 노래로 알려져 있지만 실제로 아리랑이라는 노랫말 속에는 철학적인 큰 뜻이 담겨 있다.

 "아리랑"이라는 단어의 철학적인 의미는

- 아(我)는 참된 나, 즉 진아(眞我)를 의미하고,
- 리(理)는 알다, 다스리다, 통하다는 뜻이며,
- 랑(朗)은 즐겁다, 밝다는 뜻이다.

아리랑 노래 가사 전체의 철학적인 의미는
"아리랑(我理朗)은 참된 나(眞我)를 찾는 즐거움" 이라는 뜻을,
"아리랑 고개를 넘어간다"는 말은 나를 찾기 위해 깨달음의
언덕을 넘어간다는 뜻을, "고개를 넘어간다"는 말은 곧
고통의 언덕을 넘어간다는 뜻이기도 하다.
"나를 버리고 가시는 님은 십리도 못 가서 발병난다." 는 말은 진리를 외면하는 자는 얼마 못가서 고통을 받는다는 뜻으로, 진리를 외면하고 오욕락(五慾樂)을 쫓아 생활하는 자는 그 과보로 얼마 못가서 고통에 빠진다는 뜻을 담고 있다.

따라서 아리랑의 전체적인 노래 가사의 철학적인 의미는
"참 나를 찾아 인간 완성에 이르는
기쁨을 노래한 깨달음의 노래이다." 라고 정의된다.

이러한 아리랑이 세계에서 가장 아름다운 곡 1위에 선정되었다고 한다.
영국, 미국, 프랑스, 독일, 이탈리아 등의 작곡가들로 구성된 선정 대회에서 82%라는 높은 지지율로 단연 1위에 올랐는데 선정하는 심사위원 중 한국인은 단 한 명도 없었다는 사실이 더욱 놀라게 했다고 한다.
앞으로 우리 민족의 훌륭한 뜻을 담고 있는 "아리랑"을 우리 모두가 더욱 애용하고 잘 보존해야 할 것이다.

(우리가곡 연주협회의 자료를 재구성)

제6장

명상의 몸짓 수련의 가치

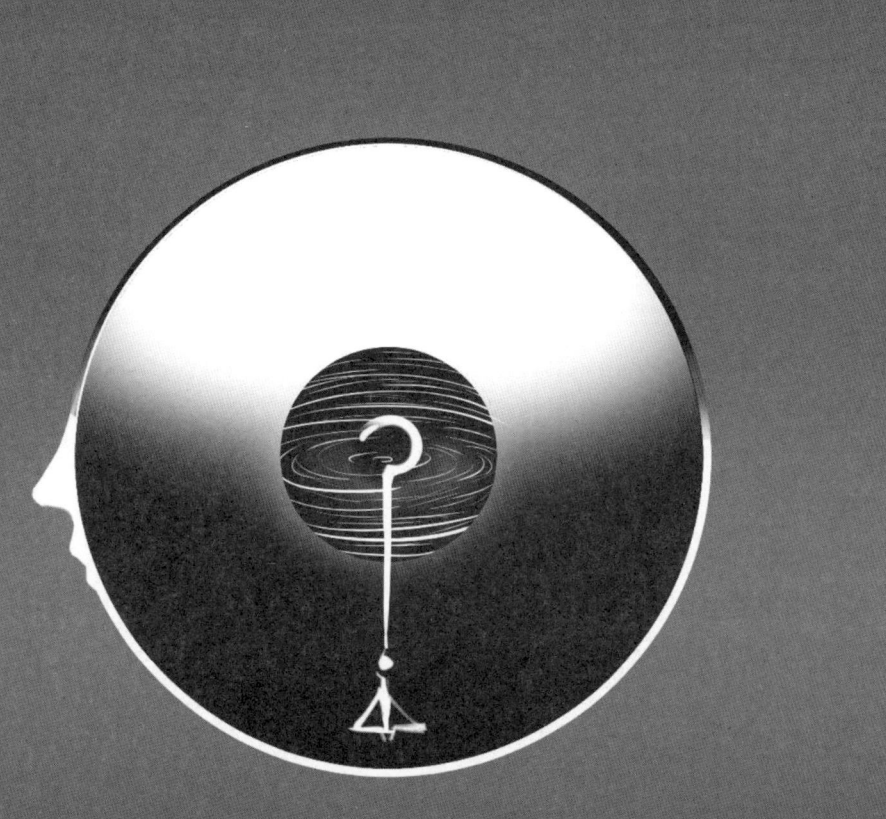

1. 명상의 몸짓 수련과 마음의 병 치유의 효과

　음, 양의 조화를 잘 이루어야 창조적 변화를 이루어낼 수 있다는 주역의 원리에 따라 "명상의 몸짓"은 호흡, 리듬, 강약의 몸짓이 조화를 이루는 느린 동작의 수련으로써, 심신의 건강과 더불어 창조적인 몸짓과 마음을 형성해 가는데 큰 도움이 될 것이며, 구체적인 마음의 병 치유 효과는 다음과 같다.
　1) 마음의 안정을 가져다 준다.
　2) 화를 가라 앉히는데 도움이 된다.
　3) 스트레스를 줄여준다.
　4) 기분을 좋게 하여 만족감을 높인다.
　5) 몰입의 상황을 경험하게 된다.
　6) 집중력이 향상되어 통찰력과 자기 결정력을 높여준다.
　7) 몸짓을 통한 순간의 깨달음을 경험할 수 있다.
　8) 마음의 병을 치료하는 최고의 명약이다.

2. 명상의 몸짓 수련의 운동학적 효과

　1) 전신의 이완과 각 관절의 유연성이 좋아진다.
　2) 기초체력 향상에 도움이 된다.
　3) 심폐기능이 좋아진다.

4) 몸의 균형감각 기능(밸런스)이 좋아진다.
5) 운동 감각 신경이 좋아진다.
6) 소화기능 및 신진대사가 잘 이루어지게 한다.
7) 혈중 산소 농도를 높일 수 있다.
8) 혈당 조절에 도움이 된다.
9) 어깨와 허리의 통증을 줄이는데 도움이 된다.
10) 면역력 증강에 도움이 된다.

21세기 첨단 디지털 시대를 살아가는 사람들은 극도의 긴장과 스트레스에 시달리고 있다. 이러한 삶을 통해 누적된 총체적인 스트레스는 결국 불안, 초조, 공포, 절망 등과 함께 정신적, 육체적 질병을 만들어가는 원인이 되는 것이다.

이러한 사회적 현상은 최근들어 "정신 신체의학"이라는 새로운 의학으로 발달하게 되었고 특히 감정적 질환에 의한 사망률이 놀랄만한 속도로 증가하고 있다.(데일 카네기, 2013)

필자의 생각으로는 앞으로 "마음치유 의학"이라는 의학도 생겨나리라 예상해 본다.

이처럼 우리 모두는 '마음의 병'에 시달리고 있음을 간과해서는 안 될 것이다.

필자는 주장한다.
마음의 병으로 인한 육체의 병을

모두 함께 치료할 수 있는 최고의 방법은 바로
"명상의 몸짓 수련" 이다.

이 수련은
눈으로 볼 수 없는 마음 수련을 통해서
몸의 문제를 해결 하고자 하는 그 무엇이다.

육체의 현상과 마음의 현상, 즉,
실상과 허상의 경계선이 허물어 지고,

볼 수 있는 몸짓과,
볼 수 없는 마음이,
호흡을 통해 조화를 이룰 때

비로소,
명상의 몸짓을 완성할 수 있게 되는 것이다.

한 마디로 명상의 몸짓 수련을 통해,
깊~은 호흡을 하면서 리듬과 함께 어우러지는
고요한 침묵의 몸짓은
천년바위처럼 흔들림없이
득도(得道)를 향해 나아갈 것이다.

명상의 몸짓은

당당한 고독
자부심 넘치는 고독
여유있는 고독
즐기는 고독

그리고
나만의 고독
깨달음의 고독을
맞이 하리라

눈에 보이는 현실은
과거도 없고
미래도 없다

오직
지금 이 순간 만을
통찰하라

몸짓의 비밀

우리의 몸짓에는
제각기 비밀이 있다
그 비밀은 어떠한 자극을 받을 때 문이 열리게 된다

이를테면
어떤 눈빛
어떤 접촉
어떤 어루만짐

어떤 소리
어떤 말
어떤 글

특별한 무엇을 볼 때
그리고
또 다른 무엇에 의해

몸짓의 비밀의
문이 열릴 때
기쁨, 환희, 자유, 행복을
느끼게 될 것이다

제7장

명상의 몸짓 수련 방법

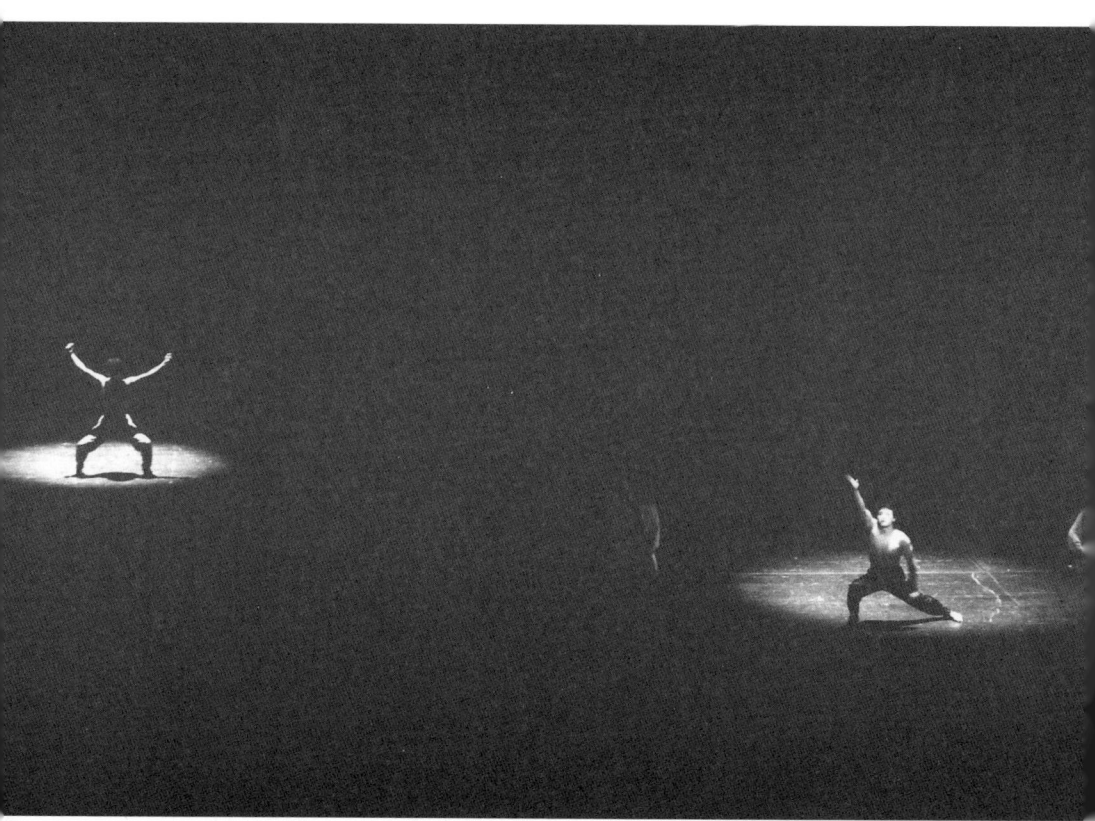

※1987년 7월 8일, 태권무 "神市의 아침" 공연중에서. 장소: 국립극장대극장 (우측이 필자)

1. 명상의 몸짓 수련 방법

"명상의 몸짓" 수련은
망망대해에 띄워진 돛단배가
넘실대는 파도의 리듬에 따라
자유롭게 일렁거리듯이
소리의 바다에 몸의 돛단배를 띄워
호흡, 리듬, 몸짓의 3가지가
절묘하게 조화를 이루면서
본능이 이끌어가는 자유의 몸짓으로
행하게 되는 것이다.

진정 자유의 몸짓과 깨달음의 몸짓을 원한다면,
지금 당장 당신이 원하는 소리의 바다에 몸을 던져,
일렁거리는 몸짓으로 출렁이는 파도의 리듬을 즐겨보라.

수련 방법으로는
1) 코로 공기를 일정하게 최대한 많이 들이 마시고 입으로 완전히 내쉬는 심호흡을 반복하면서 리듬의 흐름에 따라 다양한 느린 몸짓으로 몸의 긴장과 이완의 간격을 넓혀가면서 행하게 되는 것이다.
가장 중요한 방법으로는 신체의 각 관절을 전, 후, 좌, 우 사방팔방으로 스트레칭을 느리게 하면서 각 관절의 가동범위를 최대한 넓혀가는 방법으로 행한다.
이때 리듬과 호흡의 조화를 잘 이루는 것이 매우 중요하다.

2) 호흡으로 음악을 연주 하듯이 하면서 자신이 원하는 다양한 느린 몸짓의 강약을 조절하며 이어가게 되는 것이다.
(호흡으로 연주하라.)

3) 자신의 몸을 악기로 여기고 호흡과 몸짓이 조화를 이루어 음악을 연주한다는 생각과 함께하는 느린 몸짓으로 최대의 긴장과 완전한 이완의 간격을 넓혀 가면서 몰입의 상태로 자신만의 몸짓을 행하게 되는 것이다.(몸짓으로 연주하라.)

4) 명상의 몸짓 수련은 "삶이라는 무대 위로 담대하게 올라가서 춤추며 직관에 따라 자신의 영혼이 살며시 이끄는 방향을 따르면 된다." (오프라 윈프리)

2. 명상의 몸짓 수련이 가능한 동작

1) 축구와 농구를 비롯해 각종 스포츠 경기에서 행해지는 모든 기술적 동작.
2) 태권도를 비롯한 각종 무술의 수련에서 행할 수 있는 모든 기술적 동작.
3) 각종 직업과 관련되어 행해지는 모든 동작.
4) 각종 레저생활에서 필요한 모든 동작
5) 청소와 설거지를 비롯한 일반 생활에 필요한 모든 동작
6) 자신이 원하는 동작을 보다 더 잘 해보고자 하는 여러 가지 동작

"명상의 몸짓은 인간의 삶에서 행해질 수 있는 모든 동작에 적용할 수 있다."

3. 명상의 몸짓 수련의 7단계

1단계: 명상호흡의 시작. (심호흡의 반복수련: 큰 들숨과 긴 날숨)
2단계: 호흡으로 음악을 연주하면서 나 자신에게 질문하라.
(나는 누구인가? 나는 무엇인가? 어디에서 와서 어디로 가는가?)
3단계: 신체의 리듬을 따라가는 본능적인 부드러운 느린 몸짓으로 음악을 연주하는 것이다. 이는 자신의 몸이 어떤 악기가 되어 자신이 원하는 음악적 리듬을 몸짓으로 표현하고자 하는 것이다.
(네 몸짓으로 연주하라.)
4단계: 힐링을 위한 몸짓을 행할 때 초긴장과 완전한 이완의 간격을 넓혀가는 느린 몸짓을 통해 몸의 통증 부위를 탐색하고 통증의 의미를 세밀하게 느끼면서 행하게 되며 이는 몸과 마음의 치료를 위한 몸짓이다.
5단계: 자신이 하고자 하는 어떠한 동작을 행하면서 긴장과 이완의 간격을 넓혀갈 때 강약을 잘 조절하면서 행하게 되는 최고 수준의 몸짓을 생각과 상상의 이미지로 행하는 것이다.
6단계: 깨달음에 다가가는 몸짓이다. 어떤 특정한 동작을 할 때, 본능이 이끄는 대로 몸짓을 행하면서 호흡, 리듬, 몸짓이 조화를 이루어 자신의 신체적 한계를 넘나드는 몸짓을 하게 되는 것이다.
7단계: 마지막 단계인 깨달음의 몸짓이다. 어떠한 특정한 몸짓이 아닌 신체 리듬과 본능이 이끄는 대로 행하는 몸짓이며 이는 호흡, 리듬, 몸짓이 예술적 조화를 이루며 "신체적 한계를 넘어서는 완전한 몰입 상태의 몸짓으로 행해지는 창조적 몸짓이요, 자유의 춤이다."

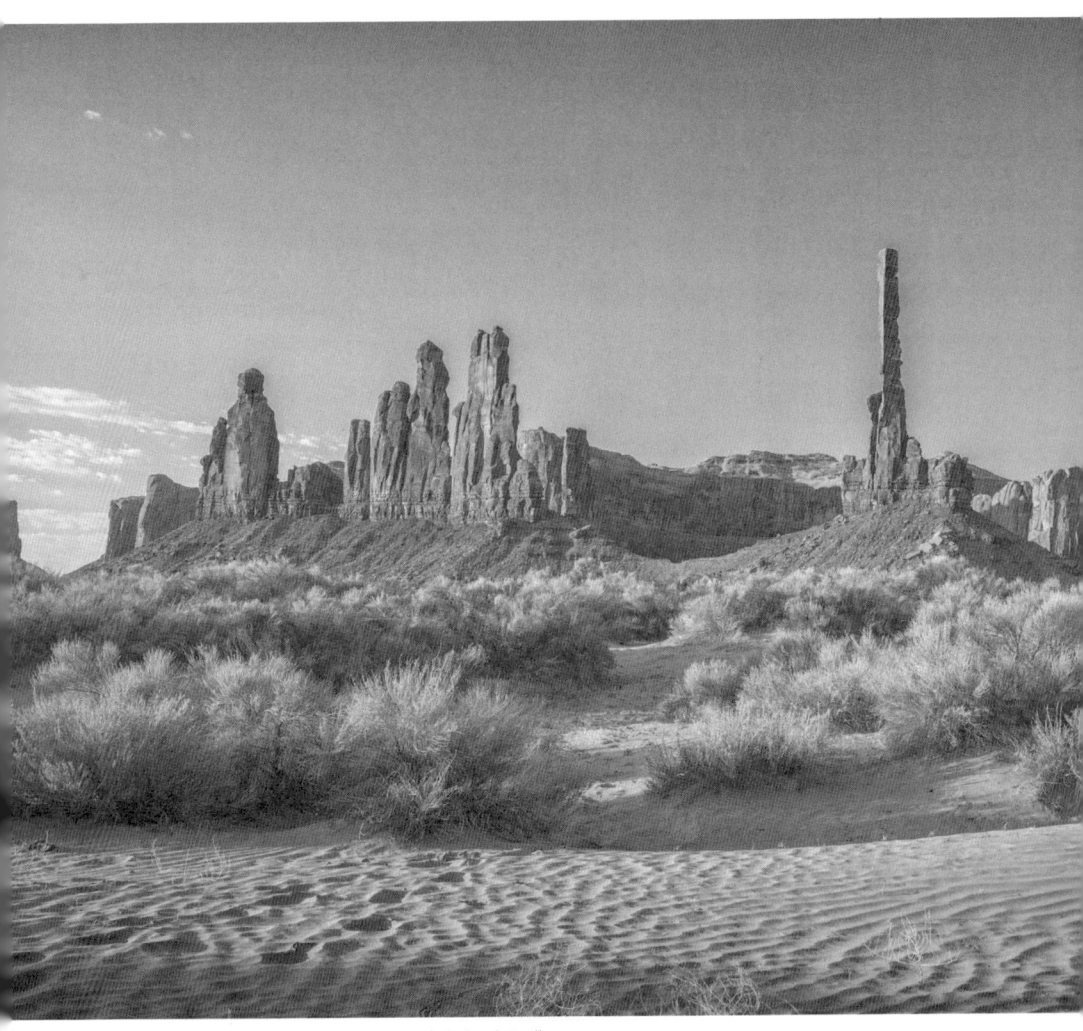

미국 사진 작가, 권오경 장로(내과 전문의)

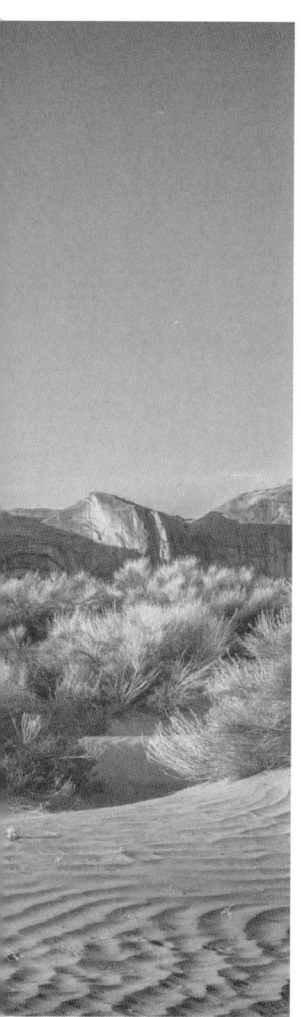

제8장

몸과 마음의 병 치유방법과 시(詩)

"몸" 이란

내 몸의 모든 모습은
사고(思考)의 틀이고
그것은 모두 나의 생각이 빚어낸
움직이는 조형물이다.

내 몸의 형태적 모습은
나의 생활습관으로 이루어져 있으며

탄생에서 지금까지 행한
내 몸짓의 결과물이다.

1. 창조적 무희망

몸짓을 통한 깨달음의 세계
몸짓을 통한 진리의 탐구
최선을 선택하고
최악을 대비하라

감정과 과거를 다스릴 줄 아는자가
진정 강한자이다

인간은 가장 정직하게
삶과 죽음을 놓고 고민하여
자기 삶이 정화되어
막 터져 나오는 것이
시(詩)다
(노영찬 교수의 워싱턴 동양정신문화 연구회 세미나 중에서)

2. 마음 챙김

마음 챙김은 마음을 위한 일종의 거처이다.
마음 챙김이 없는 사람에게는
집이 없다.
그는 방황한다 잠에서 깨어나 잠들때까지
마음 챙김의 거처에 마음을 두어야 한다.

잠에서 깨어나자마자 들숨과 날숨을 깨달아라.
숨을 강하고 깊게 들이마시면 당신의 몸은
산소가 가득 차고 뇌 또한 맑아진다.
게다가 마음을 챙기면서 호흡함으로써
마음 또한
맑아지고 빈틈이 없어진다.

이른 아침 잠에서 깨어나 정신을 차리는 즉시 가져야 하는
첫 번째 마음은 당신 자신을 아는 것이어야 한다.

당신의 인생에 있어
결정적인 역할을 하는 것은 바로 '마음' 이다
   (미얀마의 큰 스승 우 조티카 사야도의 저서
   '붓다의 무릎에 앉아' 중에서)

3. 삶의 고뇌

인간의 삶이란?
'동물' 과 '신' 과의 틈 사이에 존재하는 모양새다.
어떻게 사느냐에 따라서 짐승 같은 사람이 될 수도 있고,
군자가 될 수도 있다.

짐승 같은 삶은 욕망을 우선시 하고,
군자의 삶은 영혼을 중요시 한다.

짐승으로 살자니 마음이 괴롭고,
군자로 살자니 욕망이 고프다.

의심과 욕망으로 가득찬 야만적 동물의 근성과
양심과 측은지심을 가진 군자의 도덕성이 공존한다.

인간은 이 두 가지 삶의 조건 때문에 반복해서 오가며
고뇌와 함께 질병 속에서 살아가게 되는 것이다.

4. 무엇을 위해 사는가?

한결같은 오늘이지만
늘 새로운 오늘을 맞이하라

거울 앞에 서서
나의 눈빛을 바라보라
내가 원하는 눈빛인가

나의 표정을 바라보라
내가 원하는 표정인가

그리고 물어보라
내가 원하는 삶을 살고 있는가?
도대체 내가 원하는 삶이 무엇인가?

나에게 설레임을 주는 일이 무엇인가?

살 날이 얼마나 남았다고!

5. 달음박질 인생길

횡하니 지나온 인생길
아뿔사!
보지 못하고 지나쳤네
외면하고 지나왔네

너무 멀리 와버렸네
저만치 떨어져 있네

'참 나' 로부터
그리움과 고독함이…

뒤늦게 저멀리 홀로 서 있는 나를
밍하니 바라본다

뒷걸음질로 다가가서
어루만진다
위로해준다
꼭 안아 준다
'나' 자신을

지금부터
걸음을 멈추고
고요함 속으로 나를 인도하여
물끄러미 지켜보는 것으로
고독한 사랑을 시작하리라

6. 나그네 인생

나는 방황하는 나그네
혼미한 세상을 떠도네

여기에서도 저기에서도
머물곳 하나 없네

이곳도 아니요
저곳도 아니네

그냥 물위를 건너 가리라
요단강을 건너 가리라

그곳에는 혹시 영원한
안식처가 있으려나?

여기서도 나그네 인생
저 강을 건너도 나그네라네

7. 석양 노을을 거닐며

살아온 삶을 두루 살펴보니
이 들에도 저 산에도
악과들만 주렁주렁

어제나 오늘이나
번뇌의 오아시스 뿐

누렸던 부귀영화도
한줄기 바람처럼 스쳐가고

부질없는 욕망과 명예도
뜬 구름처럼 흩어지네

검은빛 깊은 바다가 나를 맞이할 즈음
찰나의 사방을 둘러본다

출렁이는 거울에 비쳐진
일그러진 내 모습

마음만큼은 하늘빛으로
채우고 싶어라

8. 모름 속에서 천년의 미래를

내가 흘려 보낸 시간들이
지금의 나를 형성하고 있다

내면의 거울 앞에 서서
자신의 참 모습을 깊~이 성찰해보라

새 것이 헌 것으로 바뀌고
오래된 헌 것으로부터 또다른 새 것이 발견된다

앎의 수가 많아질수록
모름의 양은 배가 되고
주경야독을 통한 앎도 결국 모름의 바다에 함장된다

모름의 밑바닥에 묻혀버린
잃어버린 새로운 앎을 발견할 때
비로소 깊은 앎을 깨닫게 된다

오랜 잃어버린 모름속에서
깊~이 숙성된 천년 미래의 지혜를
끊임없이 탐구하는 내가 되기를

9. 나는 내 삶을 사랑한다

나는 내 숨 쉼을 사랑한다
들이 쉬는 숨에 삶의 기(氣) 에너지를 담고
내 쉬는 숨에 죽음의 기운을 버린다

나는 내 발걸음을 사랑한다
한 걸음은 오늘의 삶을 향해 나아가고
다음 한 걸음은 내일의 죽음을 향해 내딛는다

나는 내 생각을 사랑한다
아침에는 오늘의 희망을 생각하고
저녁에는 내일의 꿈을 생각한다

나는 내가 먹는 것을 사랑한다
아침은 오늘을 살기 위해 먹고
저녁은 내일을 위해 먹는다

나는 내가 입는 옷을 사랑한다
아침에는 반듯하게 차려입고
밤에는 벌거숭이 임금처럼…

나는 삶과 죽음이 하나님을 안다
매일 아침에 태어나고
매일 밤마다 죽는다는 것을

"말"은
마음이나 가슴으로 하는 것이다.
"목소리"는
노래와 축제와 치료를 위해 있는 것이다.
사람이 마음에서 마음으로 생각을 전달한다면
문자와 언어의 차이가 대화에 아무런 장애가 되지 않는다.

자신을 비난하지 말고
지나간 일들로부터 배워야만 했다.

나 자신을 드러내고
나 자신을 용서하고
나 자신을 받아들이고
나 자신에게 진실해지고
나 자신을 사랑해야 한다.
              (말로 모건의 저서 "무탄트 메세지" 중에서)

10. 마음의 병

"위궤양의 원인은 음식물이 아니라 인간의 마음이다."
(죠셉 F. 몬다규 박사)

"위궤양은 가끔 감정의 변화에 따라 일어나거나 가라앉기도 한다"
이 사실은 마유 진료소에서 위장의 진찰을 받은 1,500명의 환자를 연구한 결과다.

실제로 다섯 명 가운데 네 명에게서는 아무런 육체적인 원인을 발견할 수가 없었다. 심리적인 공포, 불안, 증오, 극단적인 이기주의, 현실 사회에 적응할 수 없는 무능력, 그것이 그들의 위장병의 원인이었다.(W.C. 알바레스 박사)

류머티스는 고민으로부터 생겨날 수 있다.
위장을 위해서라도 고민을 적게 하라.
어떻게 고민이 감기의 원인이 되는가?
고민하고 있는 당뇨병 환자.
(에드워드 포도르스키 박사의 저서
"고민하지 말고 개선하라" 중에서)

"고민과 싸우는 방법을 모르는 사업가는 단명한다." (카렐 박사)

"인간은 사고의 노력을 회피하려고 모든 수단에 의지한다."
(토마스 에디슨)

제8장 마음의 병을 치유하는 휠링의 몸짓

"고민 만큼 여자를 빨리 늙게 만드는 것은 없다.
고민은 표정과 턱선을 딱딱하게 만들며 주름살을 늘게 한다.
찌푸리는 인상은 물론 흰머리까지 늘어 탈모증의 원인이
되기도 한다.
얼굴의 윤기를 사라지게 하고 온갖 종류의 종기나 여드름의 원인
이 되기도 한다." (데일 카네기)

"의사가 범하는 최대의 과오는,
우선 마음을 치료하지 않고 육체를 치료하려는데 있다.
사람의 마음과 육체는 하나로서 따로따로 취급할 성질의
것이 아니다." (프라토)

11. 우울증의 원인과 해결 방법

　우울증의 원인은 인지이론의 전문가(Cognitive Theory)에 의하면 부정적인 자기평가, 과거 경험의 부정적 평가 그리고 미래를 비관적으로 보고 있다고 한다.

　데이비드 번즈의 인지 요법에는
　우울함을 느낄 때 당신의 사고는 부정성에 의해 지배 받고 있으며, 정서에 혼란을 일으키는 부정적 사고에는 언제나 커다란 왜곡이 포함되어 있다. 따라서 그 비합리적이고 뒤틀린 생각이 당신 고통의 중요한 원인이라고 주장하고 있다.

　1. 우울증 증상
　1) 집중력과 주의력이 떨어진다.
　2) 기억력이 감소한다.
　3) 무기력 해져 무엇을 하고자 하는 의욕이 저하된다.
　4) 불면증으로 깊은 잠을 자지 못하고 중간에 자주 깬다.
　5) 불안감과 두려움을 느낀다.
　6) 두통과 어지러움 증상이 나타난다.
　7) 소화불량이 올 수 있다.
　8) 심장박동수가 빨라지고 가슴이 두근거린다.

　2. 우울증 자가 진단법
　1) 미래에 대한 희망이 없다.

2) 죄책감이 든다.
3) 하루 종일 우울하다.
4) 나만 소외된 느낌이 든다.
5) 열등감으로 스트레스가 쌓인다.
6) 불면증에 시달린다.
7) 일상 생활이 불만족 스럽다.
8) 갑작스런 체중 증가 또는 감소 증상이 나타난다.
9) 자살 충동을 느껴봤다.
10) 별일 아닌 일에 눈물이 자주 난다.
11) 자신감이 없다.
12) 스스로 결정하지 못한다.
13) 평소에 비해 말 수가 적어졌다.
14) 항상 몸이 피곤하다.
15) 세상의 낙오자라는 생각이 든다.

3. 우울증 치료방법
1) 몸을 움직이는 야외 활동을 늘리고 꾸준히 운동하는 것이다.
2) 넓은 야외 또는 공원에서 산책 또는 걷거나 뛰는 것이 기분 전환에 도움이 된다.
3) 규칙적인 수면과 식사 및 생활 습관을 권한다.
4) 균형 잡힌 식단의 음식을 섭취하는 것이 도움이 된다.
5) 예술이나 음악감상, 독서 등의 취미 생활을 하면서 자기만의 좋은 방식을 찾아 기분전환을 위해 노력하는 것이 효과적이다.

(자료제공: 미국 정신의학과 전문의 김면기 박사)

12. "멍하니" 나를 바라보자

우리는 대부분 남의 글에 의해 성장해 왔고,
남의 말에 의해 행동해 왔다

나 자신과 자연에 대해서 알려고 하지도 못한 채…

나는 누구이며
어디에서 와서
어디로 가는지를 모른 채

왜 바람이 부는지
구름은 어디로 가는지
별은 또 왜 반짝거리는지
꽃은 왜 피는지를 모른 채
삶은 한 편의 연극처럼 흘러간다
1막, 2막, 3막…

이제 그 연극을 멈추고 내가 알고 있는 모든 것을 버리고

그냥 멍하니 나를 한 번 바라보자
허공을 한 번 바라보자 그리고 우주의 언어인
침묵의 소리에 귀를 한 번 기울여보라
뭐가 들리는가…

13. 영혼의 담금질

무쇠가 담금질로 인해 강철이 되듯이
영혼의 고독,
외로움,
절망,
좌절,
두려움 등의
정신적 시련이라는
넓고 깊은 고난의 강을 넘나드는 고통을 극복해야
강인한 영혼으로 거듭날 수 있는 것이다.

"갑작스러운 두려움도 두려워하지 말라." (잠언 3장25절)

"분노가 사람을 죽인다." (레드퍼드 윌리엄)

"도전하라. 한 번도 실패하지 않은 것처럼." (수전 제퍼스)

14. 영혼의 수양

명상은
메말라가는
영혼의 정원에
물을 주는 것이고,

좋은 책을 읽는다는 것은
영혼의 텃밭에
새싹을 돋아나게 하는 것이며,

좋은 음악을 듣는다는 것은
진흙탕에 뒹굴던 내 영혼이
샤워하는 것이다.

그러한 즉 명상은
내 마음속의 영혼이
어둠에서 밝음을 찾아가는
생각 여행이다.

15. 마음의 병 치료 방법

오늘날 첨단 디지털 시대에 삶을 영위해 나가려면 하루가 다르게 생겨나는 새로운 정보들을 접해야 하기 때문에 많은 스트레스로 인한 몸의 긴장으로 생겨나는 여러 질병으로 고통받는 사람들이 지속적으로 증가하고 있다는 의학계의 보고가 끊임없이 이어지고 있다.

이러한 스트레스로 인한 몸과 마음의 질병은 정신과 병원에서는 약물요법과 정신요법(Psychology, Psychotherapy)을 같이 병행하며 치료 하지만 환자 수는 계속 증가하고 있는 현실이다.

따라서 필자가 연구한 마음의 병에 대한 치료방법의 핵심을 정리하면 마음의 병을 치료하기 위한 유익한 방법의 하나는 명상 수련이고, 마음의 상처로 인해 생겨난 몸의 질병을 치료하는 효과적인 방법이 "명상의 몸짓" 수련이라고 주장한다.

오늘날 급변하는 사회적 환경에 적응해야 하는 현대인들은 스트레스로 인한 마음의 병에서 벗어나기 위한 다양한 치유 방법을 탐구해야 할 것이다.

"참으로 마음의 평화는
최악의 사태를 감수하는 데서 얻을 수 있다." (임어당, 1982)

예수가 십자가에 못박히고 창에 찔려 최악의 고통속에
죽어가면서 외치는 마지막 절규의 한 마디. "다 이루었다"

당신이 아주 느리고 부드러운 동작으로 시작하여,

점점 강하고 긴장된 동작으로 나아감에 있어
자신의 신체적 한계점에 도달했을 때,
최고도의 긴장 상태에 돌입하게 될 것이며,
그 최고의 긴장 상태에 도달했을 때 경험하게 되는
특별한 느낌의 순간을 맞이하게 될 것이다.

만약 당신이 자신의 신체적 한계점에 도달해서 특별한 순간을 느낀 다음에 그 한계점을 넘어가는 다음 단계의 몸짓을 시도해 보라.
그리하면,
이 순간은 내 생애 최고의 초긴장 상태에 돌입하게 될 것이며, 이는 몸과 마음이 하나로 완전히 몰입된 자유의 몸짓을 경험하게 될 것이다.

자신의 신체적 한계점을 초월하는 초긴장 상태의 몸짓에 도달했을 때, 자신의 몸이 완전한 이완의 상태를 느낄 수 있게 될 것이다.

자신의 신체적 한계를 넘어선다는 것은 삶과 죽음의 경계선을 넘나드는 묘한 느낌을 이해할 수 있게 된다.

최고도의 긴장은 곧 바로 최고의 고통으로 이어지고 그 고통 속에서 체험하게 되는 완전한 이완속에 명상의 몸짓 수련의 핵심 가치를 경험하게 되는 것이다.
이때 중요한 점은 너무 무리해서 몸에 손상이 가지 않도록 하는 것이 중요하다. 특히 초보 수련자는 조심해야 할 것이다.

즉, 호흡과 리듬과 느린 몸짓이 조화를 이루는 명상의 몸짓의 핵심은 신체적 한계점을 초월한 짧은 순간의 몸짓 속에서
몰입
무상무념
은혜충만
치유
자유
마음의 평화
행복
깨달음
이러한 요소들을 모두 함께 느낄 수 있게 되는 것이다.

결론적으로
명상의 몸짓이란?
명상과 침묵을 배경으로 심호흡, 리듬, 몸짓의 세 가지가
절묘한 조화를 이루는 것이다.

각 관절의 가동 범위를 극대화 하기 위해,
최대의 긴장과 완전한 이완의 간격을 넓혀가는
몰입 상태의 창조적인 느린 몸짓을 통해
깨달음에 도달하고자 하는 것이다.

이러한 명상의 몸짓은
건강과 질병, 행복과 불행, 삶과 죽음에 대한 문제를

스스로 탐구해가는 몸짓이다.

반복해서 강조한다.
지금 이 순간 심호흡을 하면서
자신이 하고 있는 몸짓을 세밀하게 느껴보라.

"네 몸짓으로 기도하라"
"네 안에 잠자고 있는 영혼을 깨우려면
명상의 몸짓을 수련하라!"

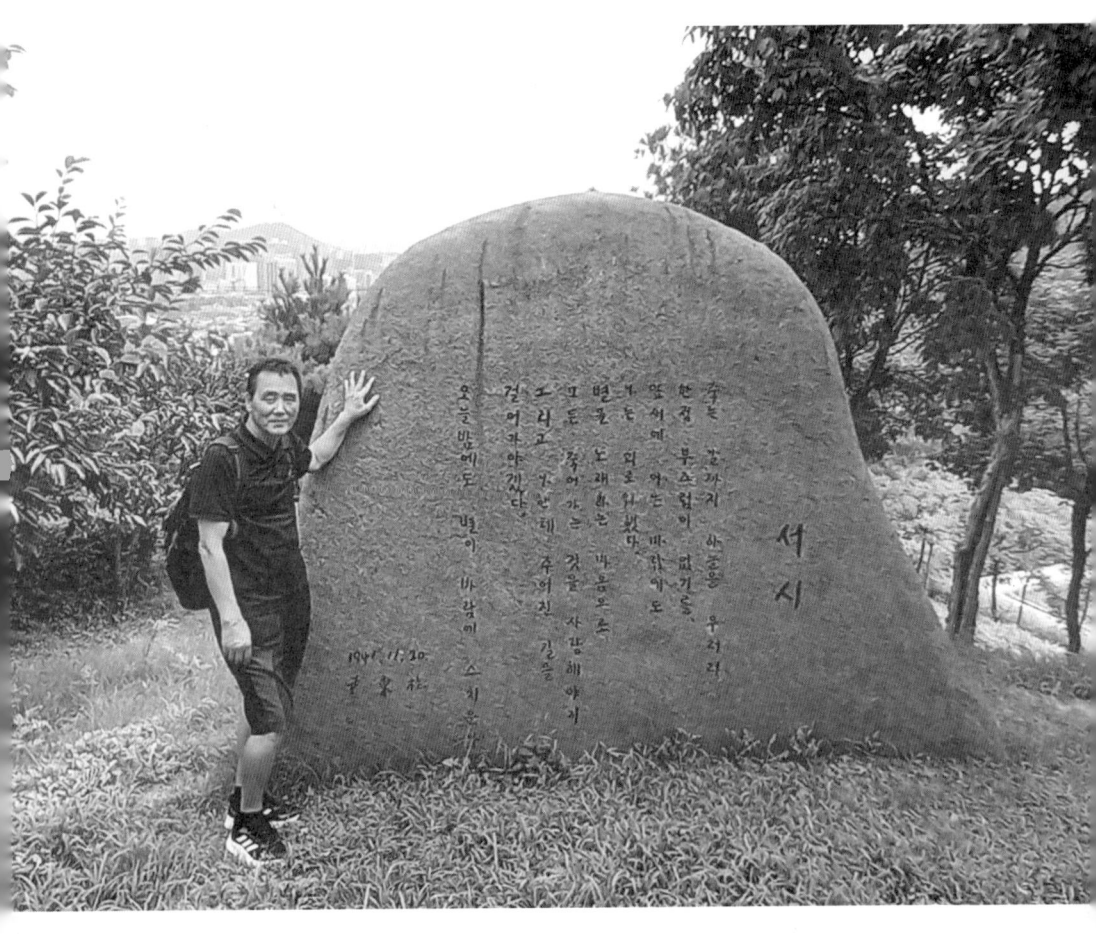

제9장
명상의 몸짓 수련을 위한 글과 시(詩)

팔복八福

슬퍼하는 자는 복이 있나니
슬퍼하는 자는 복이 있나니
슬퍼하는 자는 복이 있나니
슬퍼하는 자는 복이 있나니
슬퍼하는 자는 복이 있나니
슬퍼하는 자는 복이 있나니
슬퍼하는 자는 복이 있나니
슬퍼하는 자는 복이 있나니

저희가 영원히 슬플것이오.

(윤동주)

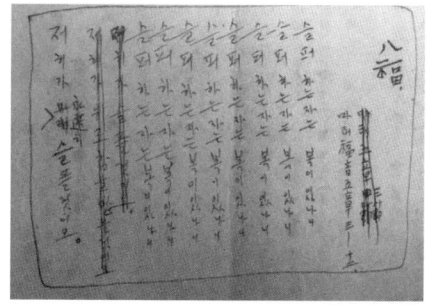

윤동주 시인의 육필원고

시(詩)에 대하여

"詩가 내가 되고, 내가 詩가 되어야 詩人이다." (노영찬 교수)
"詩는 곧 상징적 언어이다" (노영찬 교수)
"삶이 곧 한 편의 詩다" (김면기 정신과 의사)

"詩는 인간의 가장 완벽한 발언이다"
　　　　　　　　(19세기 영국의 문필가 아널드)

"詩란 감정의 무제한의 방출이 아니라
감정의 절제 없이는 쓰일 수 없다"
　　　　　　　　(영국의 시인 워즈워스)

"詩란 ? 서정적 자아의 소우주 속에서 순간적으로 세계가 조명됨"
　　　　　　(유종호의 저서 "詩란 무엇인가" 민음사 중에서)

詩人은
들꽃에서 천국을 보고
모래 한 알에서 우주를 보며
찰나에서 영원을 보는 사람이다.
　　　　　　(영국 시인, 윌리엄 블레이크)

내면의 변화

자초한 고독속에
찔림의 가시넝쿨을 넘어
변화 앞에 마주선다

홀로 다가간 침묵 속에서
순수 감정을 외쳐본다
시(詩)를 읊듯이

변화의 길은
고독의 에너지를 머금고 홀로 걷는 길
창조의 단초가 된다

삶을 관조하라

명상 호흡을 하면서
자신의 삶을
관조하라

그리고
'무엇을 할 것인가?' 라는
"행위" 중심보다

'어떻게 할 것인가?' 라는
"생각" 중심으로… (우보)

자유와 행복은
행위에 대한 소유가 아니고
존재 가치에 대한 느낌이다

예(禮)

삶과 죽음을 감싸주는 그릇
삶의 질서를 유지하는 의식
삶의 의미를 부여하는 격식

엄숙하고 아름다운 행위의 본질
행위를 통해 내적 감정을 전달하는 것
마음을 변화시키는 감정의 마술

규범과 질서와 절도가 어우러진 행위
형식을 통해 상징성을 부여하는 행위
자신의 감정이 구체적으로 표현되는 행위

쓰임을 통해 화(和)의 기능을 발휘하는 것
삶의 희망을 주는 것
사회적으로 인정받는 척도가 되는 것 (김석련, 2012)

마음

마음 있음은 땅의 섭리요
　　　비움은 하늘의 뜻이라
마음 있음은 몸의 삶이요
　　　비움은 영혼의 삶
마음 있음은 유한함이요
　　　비움은 무한함
마음 있음은 소유의 갈등이요
　　　비움은 나눔의 행복
마음 있음은 미움의 씨앗이요
　　　비움은 사랑의 뿌리
마음 있음은 원망하는 어리석음이요
　　　비움은 용서하는 넉넉함
마음 있음은 의심과 교만이요
　　　비움은 믿음과 겸손
마음 있음은 진부한 거짓이요
　　　비움은 창의적 진실
마음 있음은 내 밖의 구속이요
　　　비움은 내 안의 자유

마음의 낮과 밤

인간의 내면 세계가
태양의 빛과 달빛을 통해
밝음의 텃밭을 넓혀오다가,

존재라는 생각의 힘으로
불빛과 전기라는 에고의 빛을 밝히게 됨으로써
또다시 어둠의 세계로 회귀하고 있다

플라톤의 동굴처럼
우리는 소크라테스의
지혜의 등불을 밝혀야 할 것이다

나 홀로 춤을…

모두에게 비치는 태양은
나의 태양이 아니다

모두에게 부는 바람은
나의 바람이 아니다

모두가 맞이하는 오늘은
나의 오늘이 아니다

한결같은 오늘이지만
나에겐 늘 새로운 오늘이다

모두가 가는 길은
내가 가고 싶은 길이 아니다

나만의 길을 만들어가며 고독을 친구삼아
홀로 춤추며 나아가리라

자유를 향하여

어쩌면
지금까지 내가 공부한 책에 이미 정해진 정답대로
인생을 살고 있지는 않은지

또한
그동안 배웠던 지식의 늪에서
허우적거리고 있는 건 아닌지

이 순간
빛바랜 이론과 썩은 지식에
종 노릇을 하고 있는 건 아닌지

온고이지신(溫故而知新)을 향해 처절한 몸부림으로
허물을 부수로, 틀을 부수고, 알을 깨고
둥지를 떠나라

미운 오리새끼처럼
갈매기 조나단처럼
자유를 향해
훨, 훨, 훨,

좋은 생각, 나쁜 생각

좋은 생각을 하면
기분이 좋아지고
피가 맑아지고
면역 세포가 증가하고
건강 에너지가 발생하고
수명도 길어져서
행복이 찾아오게 되고

나쁜 생각을 하면
기분이 나빠지고
피가 탁해지고
면역 세포가 줄어들고
건강 에너지가 약해지고
수명도 짧아져서
불행을 맞이하게 되는 것이다.

"좋은 생각은
원인과 결과를 다루며,
논리적이고 건설적인 계획과 일맥상통한다
반면, 나쁜 생각은
긴장과 신경쇠약을 초래할 뿐이다." (데일 카네기)

생각과 마음

생각은 머리에서
마음은 가슴에서

생각은 차갑고
마음은 따뜻하다

생각은 이성이고
마음은 감성이다

생각은 현실적 감각이고
마음은 본성적 느낌이다

생각은 의심이요
마음은 믿음이다

생각은 미움이요
마음은 사랑이다

생각은 흑심이요
마음은 양심이다

생각은 가짐이요
마음은 비움이다

생각은 흐림이요
마음은 맑음이다

생각은 죄의 씨앗이요
마음은 선의 텃밭이다

생각은 질문이요
마음은 해답이다

생각 속의 나

세속의 눈을 감고
명상의 깊은 한 숨을…

마음의 눈을 뜨고
생각을 관조하라

마음은 늘 자유를 갈망하지만,
생각은 항상 구속을 종용하고 있다

그걸 알았다면,
생각의 힘을 빼고 쉬게 하라!

그리하면
몸이 새털처럼 가벼워질 것이다

생각과 행동

인간의 삶은
탄생과 더불어
울음과 함께 젖을 물고 빠는
본능적 행동으로 시작한다,

그 다음에
행동의 습관에 의해
생각이 생겨나게 되는 것이다.

침묵 1

침묵
고요
외로움
고독
숨
그리고
도(道)

명상의 하룻밤

해질 무렵
산기슭 노을

한밤중에 흐르는
시냇물

실개천에 빠진
둥근 달

산 넘어 들려오는
범종소리

새벽 물안개
아침 이슬
명상
그리고 숨

어느새
구름 위에서 두둥실 춤을…

이른 봄 새벽 산책

어둠을 헤치며 고요속을 걷는다
뽀얀 안개 밀어내며
새벽 이슬을 밟는다

홀로 걷는 초생달
빛을 잃은 별들의 퇴근길

새 소리,
바람 소리,
새싹들의 움트는 소리
적막을 깨우는 나의 숨소리

나 한 걸음, 달 한 걸음
또 한 걸음, 별 한 걸음

우주의 언어 "침묵"

내 마음이 깊은 산중이 되어야
침묵을 느낄 수 있다

그 무엇에도 의존함이 없는
순수 홀로의 순간을 맞이할 수 있다

우주의 언어인 침묵은
바깥세상과 내면의 세계를 하나 되게 한다

온갖 세상의 소음으로부터
우리의 영혼을 지키는 파수꾼이다

침묵을 통해 몸과 마음이 하나 되어
대자연의 흐름에 맞추어 함께 숨 쉴 때

자신이 대우주를 부모로 둔
소우주로서의 삶을 살아갈 수 있다

침묵을 보려면 고요에 귀를 기울여라

좌망

세속의 아우성이
앞을 가로막을 때

내 마음은 깊은 산중을 찾아
가부좌를 튼다

침묵과 함께 호흡하는
탈 속의 명상 세계는

그 무엇에도 의존함이 없는
순수 홀로의 순간

어느새
좌망 속으로…

시간이란?(1)

인간의 신체적 개인차에 따른 개념적 생각이다

우주의 변화와 대자연의 섭리는 시간과 무관하다

만약 내 영혼이 몸을 벗어난다면

시공(時空)을 초월할 수 있게 된다.

시간이란?(2)

시간은 높고 낮음이 없고
이쪽 저쪽이 없으며
결코 나를 기다려 주지 않는다

오직 찰나의 연속이고
칼날 같은 것이며
모든 문제의 해답을 품고 있다

칼날은 무게와 두께가 없으며
앞과 뒤도 없으며
오직 어떤 문제의 해결을 위해
홀로 존재하는 날카로움이다

어제는 지나간 추억이고
내일은 다가올 미래이며
이 모두의 시간들은 번뇌의 대상이다

내 인생은 오직 지금 이 찰나의 순간만
존재하는 것이다

시간의 길고 짧음과, 빠르고 느림은
내 마음에 따라 결정된다

지금 이 순간 선행을 즐겨라
죄는
살아서는 양심의 가책과 번뇌의 짐을 껴안고 가야 하고
죽어서도 고통의 짐을 영원히 짊어지고 가야 한다

지금 이 순간이 곧 나의 인생임을
깊이 성찰하라

시간이란?(3)

변화의 매개체
생각의 그 무엇들
계속되는 반복

숫자의 연속성
순간의 연속성
점의 연속성

생명 에너지
죽음의 그림자
새벽 종소리

그리고
탄생에서 죽음까지

무소불위의 시간

째깍째깍, 똑딱똑딱
육체의 시간, 영혼의 시간

찰나의 순간, 영원의 시간
바쁜 시간, 한가한 시간

부자의 시간, 가난의 시간
공평한 시간, 불공평한 시간

행복의 시간, 고통의 시간
과거의 시간, 미래의 시간

사랑하는 시간, 미워하는 시간
삶을 위한 시간, 죽음의 순간

모든 문제의 열쇠인 시간은
한결같이
째깍째깍
똑딱똑딱

시간(時間)

"밤에 듣는 시계 소리는 왜 슬픈가?
무의식적으로 죽음으로 향해 다가가는
시간의 발자국 소리를 듣고 있기 때문이다."
(이어령 「하나의 나뭇잎이 흔들릴 때」)

"시간은 변화의 척도다
아무것도 변하지 않으면 시간은 흐르지 않는다." (아리스토텔레스)

"시간과 공간은 독자적 실체가 아니라 생각의 사물이다
시간은 동시에 공존하지 않는 것들의 보편적 인과적 질서다."
(라이프니쯔)

"시간과 공간은
생각의 도구인 인간 지성의 자유로운 창작물이다." (아인슈타인)

"시간과 공간은
인간이 세상을 이해하는데 필요한 선험적 형식이다." (칸트)

"우주적 시간의 방향은 심리적 시간의 방향이다." (스티브호킹)

"변화와 상관없이 시간은 흐른다.
아무런 변화가 없어도 시간은 흐른다.
수학적이고 절대적인 시간이 존재한다." (뉴턴)

"우리는 시간을 통해서
사물의 변화를 측정할 수 없다.
시간은 오히려 사물의 변화를 얻어내는
추상성이다." (마흐)

"미인의 이마에 밭고랑 같은 주름살을 파 놓은 것이 세월이다.
시간의 낫 앞에 베어지지 않는 것이 없어라." (윌리엄 셰익스피어)

"젊은이는 늙기 쉽고
학문은 대성하기 어려워

그런즉, 일분 일초도
가볍게 여기지 말아야 해
연못가의 봄풀은
아직 그 꿈에서 깨어나지 못하였거늘

계단 앞 오동나무 잎새에는
벌써 가을 바람이 분다네" (주희)

"남의 눈을 속일 수 있을지 몰라도
자신의 양심을 속이는 것은 불가능하다.
이것이 바로 양심의 심판이자 처벌이고
또한 악행의 댓가이자
재앙의 시작이다." (묵자)

한 가지

한 사람
한 생명
한 마음
한 몸

한 세상
한 나절
한 시간
한 순간

한 길
한 걸음
한 뼘
한 치

한 푼
한 잔
한 줌
한 수

그리고…

그 길

유혹에
흔들리지 않고

그 무엇에도
더럽혀 지지 않으며

아무도 가보지 못한
그 길을

침묵과 어둠을 벗삼아
소용돌이 치는 폭풍 속으로

두려움 없이
담대하게

노 저어가는
뱃사공 이어라

뱃사공의 강물

강물은
수 천개의 잔주름을
통해 빛을 발하고

천 개의 달을 품고
만 개의 별을 담는다

하늘은 지붕이요
구름은 천장 벽화라

산천 병풍의 풍광에
휘감는 소슬바람
영롱한 물소리

아~!
달빛 미소로 숨쉬며
노를 저어가는 뱃사공이어라

자신만의 춤을 추어라

내 안의 순수 욕망이 이끄는
잠재 에너지에 의해
한 호흡
한 박자
한 몸짓이 조화를 이루어
자신만의 고유한 몸짓을 찾아서
한 걸음씩 나아가라

도(道)를 닦는다는 것은
사소한 일상을 깊은 차원으로
이해해 가는 것이다

살아서는 춤을 추고
죽을 때는 노래를 부르리라

낙엽 밟는 소리가 귓가에 확연히 들리는가?
내가 곧 낙엽임을 아는가?

그렇다면 당신은
도인(道人)의 길을 걷고 있는 것이다

이슬

석양 노을 내려 앉으니
땅거미는 제집 찾아가고

어둠이 시작되니
만물은 슬그머니 자취를 감춘다

깊은밤 몰래 눈뜬 이슬이
시들은 풀잎으로 살며시 다가가
달빛 사랑을 속삭인다

뜬눈으로 밤을 지새운 이슬은
동트기 무섭게 눈물 글썽이며
안개꽃 되어 하늘로 가네

텅 빈 충만

물질의 더미 속에
가슴을 불태우는 세속
마음은 아스팔트

맑은 가난은
도심(道心)의 샘물이요
마음 청정의 텃밭

텅 빈 공간의
넉넉함과
충만

세속의
두엄 속에서도
깨어 있어라!

새벽 종소리

세속의 시간을 알리는
도시의 새벽종을 쳐서

그대의
잠을 깨운 뒤

또 다시
마음의 문을 여는
산 속의 범종을 울려

그대의
영혼을 깨우리라

나에게 묻다

흐르는 강물에서
세월을

뜬구름을 보면서
나그네 임을

땅을 밟고 걸으면서
흙이 될 그날을

나 이전의 나는
무엇 이었으며

나 이후의 나는
어디로 가는가

지금 나는 어디쯤에…
내가 누구지?

홀로 걸어라

소나기로 샤워하고

바람으로 머리빗으며

구름 모자를 쓰고

산천을 병풍삼아

실개천에 빠진 달을 보며

홀로 걷고 싶어라

"나" 는 "나"

"나" 는
"나" 에게
"나" 를 가르쳐
"나" 를 성숙케 하리라

"나" 는
"나" 뿐이기에
"나" 만의 삶을
살아갈 것이다

단풍잎과 함께하는 명상호흡

단풍으로 물든 나무 아래서 하는
명상 호흡은
내 안에 가을을 머물게 한다

단풍잎을 바라보면서 하는
명상 호흡은
오색의 하늘을 볼 수 있다

떨어지는 단풍잎을 보면서 하는
명상 호흡은
자신의 가을을 느끼게 한다

바람에 뒹구는 낙엽을 보면서 하는
명상 호흡은
흙으로 돌아갈 수밖에 없는
삶의 고뇌를 느끼게 한다

상처난 단풍잎을 통해 바라본 하늘

벌레먹은 단풍잎 구멍 사이로 바라본
하늘이 아름답다

더 넓은 하늘을 보려고 들고 있던 단풍잎을
눈 가까이 가져오니 가을 냄새가 뭉클

상처로 구멍 뚫린 만큼 하늘을 볼 수 있고
그만큼 어딘가에 햇살을 비추게 된다

상처와 고통을 통해서
또다른 유익함을 얻을 수 있다는 교훈을 남기고

땅에 떨어진 낙엽은 사람들의 외면과 냉혹한 바람에
흩날리다 결국 흙으로 돌아가게 된다

인생도 이 낙엽과 다르지 않음을 깊은 차원으로 이해할 때
순수 본능의 유연한 마음을 느끼게 된다

자신의 마음에 상처난 구멍을 통해
대자연의 이치를 깨닫는 지혜를…(작자 미상)

하얀 겨울의 산책

순수 욕망이 이끄는 기(氣)를 따라
하얀 겨울을 한 걸음 내딛는다

나만의 고유한 걸음을 찾아서
한 호흡, 한 걸음씩 나아간다

차디찬 하루의 사소한 일상을
깊은 생각의 바다로 안내한다

오늘은 무엇인가?
지금 이곳은 누구인가?

흩날리는 낙엽의 리듬에
겨울 노래를 흥얼거린다

낙엽 밟는 소리의 향연에
봄의 춤을 가볍게

걸음 걸음마다 뽀드득 바스락
나의 천국을 향해 사뿐사뿐…

진리의 발견

명상 호흡이 깊어질 때

우리는 대자연과 함께 숨쉬고
있음을 느낄 수 있으며

우주에서 보내는 침묵의 언어와
소통하고 있음을 알 수 있다

깊은 차원의 진리는

청정한 마음의 텃밭에서
명상 호흡과 침묵을 거름삼아

내면 깊은 곳에서부터
새싹을 틔우고 있음을
발견하게 될 것이다.

꽃으로 피어난 낙숫물

한 방울의 낙숫물이
굽이굽이 흘러흘러
벼랑 끝에 다달았네

낙하의 두려움과 공포를 떨쳐버리고
절벽길로 몸을 던져
순간에 피었다 사라지는 폭포수의 꽃을 피우네

초연히 내려다보고 있는 바위에게
화려한 꽃 선물하고
안개꽃 속으로 사라지며
천년 바위여 안녕

천길 낭떠러지 끝에 매달린 바위
언제 무너질지 모르는 극적인 상황에 맞닿아 있을 때
백척간두의 기암괴석이 되어
무위의 탄성을 포효한다.

이처럼 성격이 전혀 다른 바위와 물은
최악의 조건과
최고 고통의 상황에서의 만남을 통해

환상의 조화를 이루어
황홀한 창조적 예술로 승화되는 것이다.

이러한 현상이 바로
음과 양의 조화로 나타나는
대자연의 위대한 창조적 예술이다.

"협력은 창조성에서 가장 꽁꽁 숨겨진 비밀 중 하나다."
(로버터 마우어 외, 2016)

세속과 천국

내 마음이
세상 밖에 흩어져 있으면
세속에서 사는 것이고

내 마음이
내 안에 있으면
천국에서 사는 것이다

그 이유는
인간의 본성이 원하는 길이
내 안에 있기 때문이다

"모든 사람은
자신이 가까이 하는 그 무엇에
조금씩 물들어 가지만
스스로 그렇게 되는 줄을
모를 뿐이다." (송원, 2001)

탐진치와 죄의 사슬

신은 우리 인간들에게
생로병사의 멍에 위에

탐진치(탐욕, 성냄, 어리석음)라는
세 가지 독을 얹어 주었다

이 독은 자신도 모르게
내 안에 들어와서 나를 지배하게 되어

번뇌와 죄의 사슬에서 벗어나지
못하게 된다

이러한 삼독을 벗어나기 위해
명상을 하게 되고

번뇌와 죄에서 벗어나기 위해
신(神)을 찾게 되는 것이다

자유, 행복, 깨달음이란?

이것은
자신이 뭔가를 이루었을 때 오는
이성적 감정이 아니라

깊은 명상을 통해
침묵의 공간을 온전히
바라볼 수 있을 때 느끼는

"텅 빈 충만"
"가득찬 비움"을 바라보는
순수 감성의 몰입 상태를
말하는 것이다

베품의 가치

베푸는 것에 만족하라.
만약 당신이
감사나 댓가를 기대 한다면
베품의 수준이 낮은 것이다.

베품이란?
사랑, 은혜, 보람, 행복, 등의
높은 가치를 함의 하고 있지만,

이에 대한 감사나 댓가를 기대 한다면,
그것은 베품에 대한 숭고한 가치의 수준을
나락으로 떨어트리게 되는 것이다.

왜냐하면,
베품의 마음이
사랑과 자비의 거룩함이라면,

그 대가를 바라는 마음은
열등감과 권위의 의식이기 때문이다.

죽은 지식

경험 없이 머리로만 아는 지식은
인간의 존재와 본성에 대한 참다운 가치를
이해하지 못한다.

이러한 본질을 모르는 지식(앎)이란
자신의 욕망을 채우기 위한 도구에 불과하다
지식의 뿌리는 경험이다

따라서
경험이 없는 지식은
힘을 발휘하지 못하며

세상에서 힘을 발휘 하지 못하는 지식은
이미 책장에 꽂힌 채 죽어버린 지식이다

기도란?

신은 손뼉치는 소리나 울부짖는 소리보다
침묵을 더 사랑하고 이해하신다

한밤중의 고요에 귀를 기울일 줄 안다면
우리는 그 침묵 속에서
그분의 음성을 듣게 될 것이다

기도란
침묵의 가슴에서 우러나오는 감사이며
존재하는 모든 것에 대한 깊은 사랑이다

서로 사랑하라, 범사에 감사하라

지금 이 순간을 사랑하라
내 곁에 있는 사람을 사랑하라

숨 쉴 수 있음에 감사하라
걸을 수 있음에 감사하라

더 이상 무엇을 바라느냐
마주하는 모든 것들을 사랑하라
행하는 모든 몸짓을 즐겨하라

꽃이 아름다운 것은
내 안에 꽃이 있기 때문이다
씨앗은 결코 그 꽃을 볼 수 없다

기껏 백 년도 살기 어려운데
천 년, 만 년을 살 것처럼

죽음은 모든 것을 멈추게 한다
생, 로, 병, 사가 삶의 이치인 것을

살아갈 날이 얼마나 된다고…

부모님이 낳아주신 육신은
흙으로 돌아가고

하나님께서 불어 넣어주신 생명과 영혼은
그분께서 거두어 가리라

우리의 몸은 언젠가 먼지가 되어
산산이 흩어질 것이다

나의 감사 기도

호흡, 리듬, 몸짓이 조화를 이루는
명상의 몸짓을 통해서

당신이 창조하신 대자연의 위대함과
나 자신의 삶에 대해
감사의 조건이 날로날로 늘어나게 하는
마음을 깨우쳐 주심을 감사 드립니다

매일 아침
잠에서 깰 때마다
나에게 새로운 영혼과 생명 주심에 대해
내면 속 깊이 성찰하게 하심을 감사 드립니다

그리하여 어제와 오늘의 삶이 한결 같지만
날마다 새로운 삶을 맞이할 수 있음을 깨우쳐 주신
창조주 하나님께
깊은 차원에서 우러 나오는 무궁한 감사함에
진실한 마음을 담아 기도 드립니다

"당신 인생의 기도가 '감사 합니다' 라면 그것으로 충분하다"

(독일의 신비주의 사상가, 마이스터 에크하르트)

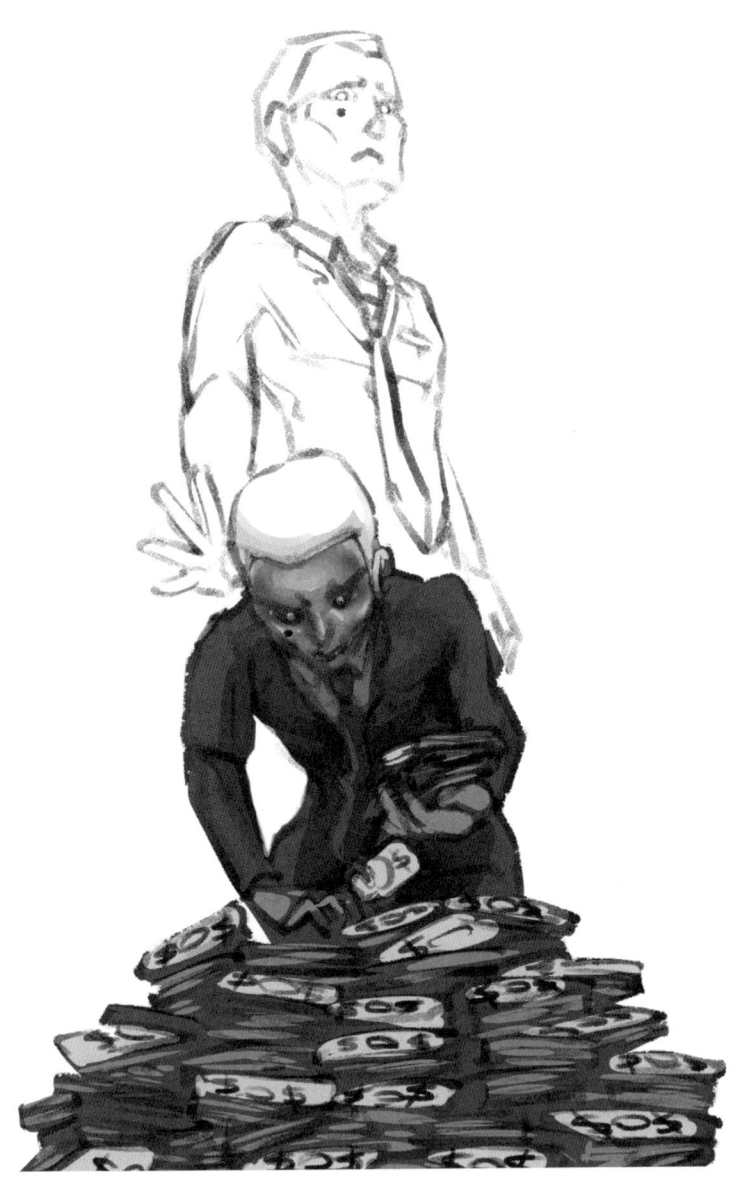

부록

독서와 사색 노트

독서와 사색에 대한 필자의 견해

1. 나 자신에게 사고의 영역을 넓혀 주었다
2. 새로운 영감을 떠올리는데 도움이 되었다
3. 내가 글을 쓰는데 많은 도움이 되었다
4. 더 넓은 세계를 이해 하는데 많은 도움이 되었다
5. 시간과 공간을 초월하여 저자의 사상과 함께하는 명상여행이다
6. 나의 창의적 사고력 향상에 큰 영향을 주었다
7. 일생에 1,000권 이상의 좋은 책을 읽는다면 죽음이 두렵지 않을 것이다

낙숫물

귀로 보고
눈으로 듣는다면
의심할 바 없다

저절로 되는
처마의 낙숫물

들려오는대로
무심코 듣고 있노라니
나 자신이었다. (14세기 어느 선사)

옳고 그름의 생각 너머

옳고 그름의 생각 너머에
들판이 존재 하리니

나는 그곳에서
당신을 만나리라

영혼이 들판의 풀 위에 누우면
세상은 말을 하기에 너무 충만하고

생각, 언어, '서로' 라는 어휘조차
아무것도 말이 되지 않으리. (잘랄루딘 루미)

"용서는 내면의 사랑을 키우는 일이다."
(명상 수행자, 잭 콘필드)

삶이 너에게 해답을 줄 것이다

생각으로는 문제를 풀 수 없다
오히려 문제를 더욱 복잡하게 만들 뿐
해답은 언제나 스스로 우리를 찾아온다
복잡한 생각에서 한 걸음 벗어나 고요함 속에
진정으로 존재하는 바로 그 순간에 온다
비록 찰나에 지나지 않는다 할지라도
그 순간 해답을 얻게 된다

지나치게 깊은 생각에서 벗어나라
그러면 모든 것이 변하리라
자신과 남을 비교하거나 더 많은 것을 이루려 애쓰지 마라
모든 이를 있는 그대로의 모습으로 받아들여라
그들을 변화시킬 필요가 없다
당신이 행복해지기 위해 그들을 이용할 필요가 없다

미래에 대한 생각으로 불충분한 자신의 존재가
완벽해지기를 꿈꾸지 마라
강박관념에 사로잡혀 더 많은 것을 추구하려 할 뿐이다

불행해지는 방법에는 두 가지가 있다
원하는 것을 갖지 못하는 것과
원하는 것을 모두 갖는 것이다 (에르하르트 톨레)

느낌

"앎"이라는 말보다
느낌이라는 말을 쓰는 것이 더 좋다

"느낌" 쪽이 보다 본질에 가깝기 때문이다
"앎"은 두뇌적이다
그러나 "느낌"은 전체적이다

느낄 때는 머리로만 느끼지 않는다
가슴으로만 느끼지 않는다
그대 전 존재의 세포 하나하나가
그대로 "느낌" 그 자체가 되어 느낀다

느낌은 전체적이다
느낌은 유기적이다
(타고르, 라즈니쉬의 "까미르 명상시" 중에서)

춤 춰라
아무도 보지 않는 것처럼

사랑하라
한 번도 상처받지 않은 것처럼

노래하라
아무도 듣지 않는 것처럼

일하라
돈이 필요하지 않는 것처럼

살아라
오늘이 마지막인 것처럼

꿈 꾸어라
영원히 살 것처럼

                    (비운의 여자 철학자 알프레드 디 수자)

군자의 9가지 바람

1. 볼 때는 분명하기를 바라고
2. 들을 때는 명확하기를 바라고
3. 얼굴 빛은 온화하기를 바라고
4. 용모는 공경스럽기를 바라고
5. 말에는 진실성이 있기를 바라고
6. 일에는 존경스러움이 있기를 바라고
7. 의심스러울 때는 묻기를 바라고
8. 분함을 느낄 때는
   그 후에 오는 어려움을 생각할 수 있기를 바라고
9. 이익이 눈 앞에 보일 때는
   의(義)를 생각할 수 있기를 바란다. (공자)

우주 자연의 균형

우주 자연은 균형을 이루어야 유지될 수 있다
어느 한쪽으로 치우쳐 균형을 잡지 못하면
우주 자연은 무너지고 만다.
세상이 지속적으로 유지되려면 기울어지거나 치우치지 않고
균형을 잘 이루어야 한다.

균형이 잘 이루어지려면
서로 반대되는 양극이 맞물려야 하고
양극이 맞물려야 균형을 이루게 된다.
(원황철의 "인생길 새롭게 열다" 중에서)

"내가 가진 것을
누구에게인가
주는 것,
아낌없이 주는 것,
인생에 그보다 더 아름다운 것이
있을 수 없습니다."
　　　　　(김동길 박사, '내 마음의 노래' 중에서)

나그네 인생

세상은 하나의 거대한
여인숙

우리 모두는 거기에 머무는
나그네

조만간 다시 어딘가로
떠나야 할 존재

그런 나그네들이기에
지금 머무는 세상에

집착하고 매달리는 것은
어리석은 것이다 (장자)

"숨을 쉴 때마다 그대를 창조한 이의 이름을 기억하라
그대 또한 언제 바람에 떨어질 지 알 수 없으니
모든 호흡마다 그 순간을 살라." (인도의 시인이자 성자, 까비르)

명상을 통해 힘을 길러라

생각을 조심하라
그것은 말이 되기 때문이다

말을 조심하라
그것은 행동이 되기 때문이다

행동을 조심하라
그것은 습관이 되기 때문이다

습관을 조심하라
그것은 인격이 되기 때문이다

인격을 조심하라
그것은 인생이 되기 때문이다 (마하트마 간디)

묵언의 터널

어느 한 분야에 대해서
나는 지나친 지식과 상식을 갖고 있다.

지식과 상식이 많다는 것은
그만큼 고정관념에 사로잡혀 있다는 말이고
그것은 비판을 잘하고 변명과 이유를 찾는 무기가 된다.

이제는 사색과 명상
그리고 실천이 내 인생에 꼭 필요한 것이다.

"묵언의 터널을 묵묵히 걸어라"
　　　　　　　　(방우달의 "행복 사냥꾼" 중에서)

맹자의 교훈

사람을 사랑하되
그가 나를 사랑하지 않거든
나의 사랑에 부족함이 없는가를 살펴보아라.

사람을 다스리되
그가 다스림을 받지 않거든
나의 교도에 잘못이 없는가 살펴보아라.

사람을 존경하여
보답이 없거든
나의 존경에 모자람이 없는가 살펴보아라.

행하여
얻음이 없으면
모든 것에 대한 나 자신을 반성하라.

내 올바를진대 천하는 모두 나에게 돌아온다.

물질과 세속의 구분

물질이란?
판단력을 흐트리는
이익을 말하며

세속이란?
사람의 가치관을 어지럽히는
견해나 의견을 말한다

물질과 세속에 사로잡혀
타고난 본성을 잃는다면

자기 내면에 존재하는 진정한 가치나
능력을 결코 찾아낼 수 없다

(한장쉐 역, 나는 매일 장자와 퇴근한다)

생각과 마음이 소통하라

생각은?
차갑다
이성적이다
세속적인 현실적 감각이다
이기적이다
제한적이다

마음은?
따뜻하다
감성적이다
내면적인 본성적 느낌이다
양심적이다
열린 마음이다

우리란?
"함께"라는 "틀"이며
그 속에 갇혀버린 상태를 말하는 것이다
나 자신에게로 돌아가라
진정으로 내가 원하는 것은
모두 내안에 존재하고 있다. (최진석)

하늘의 힘이란?
우주 만물의 그 무엇도 대적할 수 없는
시간의 절대성이며
오직 영혼만이
그 한계를 초월할 수 있다. (주역)

덜 갖고도
더 많이 존재하는
아름다운 삶
삶과 세계에 대해 생각해 보는 시간을 가지고
모든 것 속에 들어있는
하나의 생명을 관찰하라
(헬렌 니어링의 저서, "아름다운 삶, 사랑, 그리고, 마무리" 중에서)

"행복이란 감정은
사랑 받는다는 느낌으로부터 생겨난다" (아담스미스)

철학자 쇼펜하워가 던진 세 가지 질문
"인생아 너는 어디서 왔느냐?"
"인생아 너는 무엇을 하느냐?"
"인생아 너는 어디로 가느냐?"

"우리의 마음이 당신을 찾을 때 까지 방황하고 있다"
(어거스틴의 고백론에서)

"무소유란
아무것도 갖지 않는다는 것이 아니라
불필요한 것을 갖지 않는다는 뜻이다.
우리가 선택한 맑은 가난은
부 보다 훨씬 값지고 고귀한 것이다."
("산에는 꽃이 피네" 법정,1998)

진실(眞實)

"우리는 혼자 있을 때도
늘 남 앞에 있는 것처럼 생활하지 않으면 안 된다.
우리들은 마음의 모든 구석구석에 남의 눈이 비치더라도
두려울 것이 없도록 사색해야 한다." (L.A. 세네카)

관점

"●" 점이란?
점은
부분이 없다
크기도 없다
하지만 존재한다

점은
명사가 아니고 동사다
끝없이 작아지면서
거대한 우주와 하나되는 것 (김상욱 교수)

"인생이란 우연의 점(点, dots)들이
이어져 만드는 하나의 스토리다." (스티브 잡스)

의리(義理)

너는 의리를 위하여 죽는 졸병이 될지언정,
사욕을 위하여 사는 영웅이 되지 말라.

의리 없는 놈의 친구가 되기보다
의리 있는 놈의 원수가 되는 것이 안전하다.

의리 없는 친구는 언제 나를 배신하여 나를 해칠지 몰라도,
의리 있는 원수는 내가 의리를 지키는 동안은
내 의리를 알아주기 때문이다.(이광수, 마의태자)

사물을 볼 때
본질을 파악해야 하고
가지를 구분할 줄 알아야 하고
취지가 무엇인지를 밝혀야 하고
사물을 명확히 규명한 뒤에야

비로소
"앎"에 이르는 것이다. (노영찬 교수)

기억(記憶)

마음을 평온하게 가지려면
불쾌한 기억을 머리 속에 불러들이지 말라.
시궁창이 있는 곳을 피하여 가듯이
피해 버려야 한다.
기분 나빴던 일을 지속적으로 생각하는 것은
아주 나쁜 일이다.
사람은 현재가 불행한 것이 아니라
불쾌하고 슬픈 기억 때문에 불행한 것이다.
그러한 기억에서 떠난다면
오늘 이 하루는 즐거울 것이다. (성 아우구스티노)

눈(目)

사람을 알아보는 데에는
눈동자보다 좋은 것이 없다.
눈동자는 그 악을 덮지 못한다.
흉중이 바르면 눈동자가 맑고
흉중이 밝지 못하면 눈동자가 어둡다.(맹자)

성 베네딕토 수도원 규칙

세상의 흐름에 휩쓸리지 말자.
분노를 행동으로 옮기지 말자.
자신의 행동을 항상 살피자.
하느님이 어디서나 우리를 지켜보고 계신다는 것을
확실히 믿어라.
말을 많이 하지 마라.
공허한 말, 남을 웃기려는 말을 하지 말라.
다툼이 있었다면 해가 지기 전에 화해 하라.

나를 위해 '누릴 시간' 을 가져라

"자신에게서 누릴 시간을 찾으십시오.
다른 모든 사람들을 위해 헌신하듯,
자기 자신을 위해 헌신하십시오."
(실천적 신비주의자인 클레르보의 성베르나르도가
교황 에우제니오 3세에게 쓴 서신의 내용)

"세상은 우리의 필요를 위해서는 풍요로운 곳이지만
탐욕을 위해서는 궁핍한 곳입니다."(마하트마 간디)

해답

해답은 없다
앞으로도 해답은 없을 것이고
지금까지도 해답이 없었다
이것이 인생의 유일한 해답이다.

거트루드 스타인 (Gertrude Stein) 소설가, 시인
　미국 시인 겸 소설가. 소설이나 시에서 대담한 언어상의 실험을 시도했을 뿐만 아니라 새로운 예술운동의 비호자가 되었다. 제1차 세계대전 전후에 모더니스트로서 활약한 한 사람으로 '로스트 제너레이션'이란 말을 처음 사용했다. 특히 제1차 세계대전 후 미국 문학에 미친 영향은 크다. 주요 저서로 "3인의 생애", "텐더버턴스" 등이 있다.(1874년 2월 3일, 미국 ~ 1946년 7월 27일)

값진 삶을 살고 싶다면
아침에 눈을 뜨는 순간
생각하라.
'오늘은 단 한 사람을 위해서라도 좋으니
누군가 기뻐 할 만한 일을 하고 싶다'고. (니이체)

크고 작음의 개념은 상대적이지만
선과 악의 개념은 절대적이다
아무리 작아도 선은 선이고
아무리 작아도 악은 악이다
악한 일은
아무리 작은 것일지라도 절대로 하지 말아야 하고
선한 일은
아무리 작은 것일지라도 절대로 게을리하지 마라
선은 선으로, 악은 악으로 돌아오기 마련이다
올바른 생활 습관이 당신의 운명을 결정 지을 수 있는 것이다

(묵자, 2015)

자신도 모르게 칭칭 동여 매고들 삽니다.
스스로 가두고 묶고 굴레를 씌워놓고
풀어줄 줄을 모릅니다.
마음의 빗장을 풀고
오로지 나를 위해 쉼과 충전과 회복의 시간을
누리는 것이 꼭 필요합니다.
나를 살리는 시간입니다.
열쇠는 나에게 있습니다.
나에게 '누릴 시간'을 허락 하세요.
훨훨 날 수 있게…
(안셀름그륀의 "지금과 다르게 살고 싶다" 중에서)

"몸에 지닌 보석이 가벼울수록 자유롭고,
등에 진 짐이 가벼울수록 멀리 갈 수 있습니다.
세상은 우리에게 짐을 지라고 합니다.
그런데 때로는 우리가 세상을 짊어지려는 것으로 착각하지요." (노자)

"오늘이라는 날은
두 번 다시 오지 않는다는 사실을 잊지 마라." (단테)

"나의 생애는 무서운 불행으로 차 있는 것처럼 생각 되었지만,
그 대부분은 결코 일어나지 않았다." (프랑스의 철학자, 몽테뉴)

"이 순간이 곧 영원이다.
과거를 새롭게 해석함으로써 새로운 미래를 열어간다."
(노영찬 교수)

"진정한 자비심은
물질을 나누어 주는 것이 아니라
마음이 행복해지는 방법을
가르쳐 주는 것이다." (달라이라마)

"행복은 창의적 활동의 소산이고
번뇌는 부정적 활동의 소산이다." (달라이라마)

" '감사' 라는 보석을 지닌 사람은
누더기를 걸치고 있어도 행복하다."
(영국의 청교도 신학자, 매튜헨리)

"중요한 것은 당신이 무엇을 쳐다 보느냐가 아니라
당신에게 무엇이 보이느냐 이다."
(초월주의 철학자, 헨리 데이비드 소로우)

외로움이란?
"나의 있는 그대로의 모습을 보여줬을 때
상대가 수용해 주지 않을 수 있다는 두려움으로 인해
마음의 문을 열지 못하기 때문이다."
(인간중심 담당의 창시자이며 미국의 심리학자 칼 로저스)
(혜민의 '고요하면 밝아지는 것들' 중에서)

분노(憤怒)
"노하기를 더디 하는 자는 용사보다 낫고,
자기 마음을 다스리는 자는 성(城)을 빼앗는 자보다 낫다." (솔로몬)

"분노는 지혜를 갉아 먹는다." (조조)

화의 본질

화는 죽음의 지름길이다
화를 내는 것은
복수를 하고 싶은 충동이다 (세네카)

자신의 나약함과 악함을 모두 드러내는 것이다
화는 내가 하고 싶은 데로 안 되기 때문에
생기는 이기심의 표현이다
화를 머금은 감정에 따른 행동의 결과는
돌이킬 수 없는 파경에 이르게 된다
호흡과 보행은 화를 잠재우는 자장가이다 (틱낫한, 2002)

화가 미치는 영향

뼈를 약하게 하고,
피를 탁하게 하며,
근육을 긴장 시키게 된다.
또한, 화를 내면 몸에서 독소가 나와
그것이 질병과 단명의 원인이 된다.

"나치의 강제수용소에서 겪은 죽음 속에서 자아를
성찰하고 인간 존엄성의 위대함을 몸소
체험한 신경정신과 의사이자 철학박사인 빅터 프랭클이
말하는 "비극 속에서의 낙관"에 대해
비극의 3요소는 고통, 죄, 죽음을 의미하고, 낙관이란
비극에 직면했을 때 인간의 잠재력이 고통을 인간적인
성취와 실현으로 바꾸어 놓고 죄로부터 자기 자신을
발전적으로 변화시킬 수 있는 계기를 마련하며,
일회적인 삶에서 책임감을 가질 수 있는 동기를
끌어낸다는 의미를 갖고 있다고 하였다." (빅터 프랭클, 2017)

"인간에게는
반드시 실패를 인정할 수 있는 용기가 필요하다." (브루스 리)

"인간은 나무와 같다. 나무 가지가 하늘을 향해 높은 곳으로 올라 갈수록 그 뿌리는 더욱더 땅 속 깊이 어둠속으로 파고들게 되는 것이다." (니이체, '짜라투스트라는 이렇게 말했다' 중에서)

"적당히 가난한 자에게 축복이 있을 지어다." (니이체)

"작가란, 원고지 위에 자신의 피를 쏟아 놓는다."
 (영국 소설가 D.H.로렌스)

"다른 결과를 기대하면서 같은 방법을 계속 사용하는 사람이
가장 어리석은 사람이다.(아인슈타인)

진리는 홀로 있을 때 우리와 더 가까이 있다."
(다구타족 인디언, 우희예사)

"누구 한테나 비밀 스러운 삶의 이미지가 되는
어떤 한 장면, 어떤 한 모험, 어떤 한 그림이 있게 마련이다.
만약 그가 평생 그것에 대해 음미 한다면
그것이 그의 영혼을 이끌 수도 있을 것이다.."
(아일랜드의 시인 윌리엄 버틀러 예이츠의 산문집 "비전" 중에서)

문학작품 "노인과 바다"는 폭력과 죽음의 그림자가 짙게 드리워진 현실 세계에서 선한 싸움을 벌이는 모든 개인에 대한 자연스러운 존경심을 다루고 있는 작품이다. (노벨문학상 선정위원회)

"가장 중요하고 어려운 일은 옳은 대답을 찾는 것이 아니라
옳은 질문을 찾는 것이다." (피터 드러커)

"천지가 합하여 만물이 생성되고
음과 양의 절묘한 조화를 이루어 창조가 탄생된다."(주역)

*어제의 생각으로 오늘을 산다면 내일은 어제와 같을 것이다.
*늦게 또는 돌아가더라도 옳고 바른길로 가라.

*상처가 많은 사람은 마음속에 늘 긴장과 분노가 충만해 있다.

*자신의 가능성과 가치를 아는 사람만이 성공을 가능하게
 하는 것이다.
*운동은 두려움과 약함을 줄이고 자신감과 확신을 얻게 한다.
*몸의 이완은 체내의 세포들에게 휴식을 주는 것이다.
*느린 동작의 수련은 그 동작의 의미와 가치를 충분히
 느끼게 한다.
*의식이나 생각이 없는 행동은 노예나 머슴의 몸짓과 다름없다.
*하늘이 맑아야 아름다운 석양을 볼 수 있듯이
 마음이 맑아야 멋진 황혼을 맞이할 수 있는 것이다.
*감출 것이 많은 사람이 번뇌가 많은 것이다.
*마음이 맑은 사람에게는 늘 바른 길이 보이지만
 마음이 어두운 사람에게는
 눈앞에 길을 두고도 길을 찾아 헤매게 되는 것이다.
*부당한 이익은
 평생 괴로움이라는 이자를 남기게 되는 것이다.

*모든 괴로움은
 자기만 생각하는 이기심에서 오지만
 모든 행복은 남을 먼저 생각하는 배려함에서 오는 것이다.

*기쁨은 누군가와 함께할 수 있지만
　진정한 자유와 행복은 외롭게 홀로 느낄 수 있는 것이다.
*감사는 자신의 영혼을 깨끗이 씻어내게 하는 것이다.

*가짐의 기쁨은 시간이 지날수록 하찮게 여겨지며
　나눔의 기쁨은 시간이 갈수록 더 큰 기쁨을 느끼게 될 것이다.

*침묵의 눈으로 미래를 보라!
*지성의 눈으로 미래를 예측하라.

*봉사의 본질은 내가 내 것을 나에게 나누어주는
　나의 기쁨이자 행복이다.
*나 자신을 사랑하기 위해서는 먼저 나 자신에게 예(禮)를 갖추어라.

*오늘 지금 이 순간은 어제의 미래이자 내일의 과거이면서,
　동시에 어제의 희망이자 내일의 추억이다
*육체의 고통이 더해 갈수록 정신은 더욱 강해져 가고
　정신의 고통이 더해 갈수록 육체는 더욱 약해져 간다

*내 안에 있는 선에서 악을 찾고
　내 안에 있는 악에서 선을 찾아라

*악은 창조적 선의 뿌리다.

*분노의 열쇠가 진리의 문을 열 것이다.

*죄 많은 사람은 하늘이 두렵기만 하지만
 순박한 어린아이는 하늘이 아름답기만 하다.

*나는 원한다. 폭풍 속을 두려움 없이 담대하게 노 저어가는
 뱃사공이고 싶어라.

*맑은 가난은 절제의 꽃을 피우고,
 단순하고 간소한 삶은 육체의 꽃을 피우리라.

*내면의 허공을 만나지 않고서는
 대자연의 이치를 이해 할 수가 없다.

*진정한 서퍼는 큰 파도를 기다리고
 거센 파도는 강한 어부를 만든다.

*진정한 자유와 평화는
 절대 고독의 깊고도 높은 블랙홀을
 누군가의 도움 없이
 홀로 빠져 나왔을 때 느낄 수 있는 것이다.

*누구든지 주고자 하는 순간 얻음이 시작되고
 받고자 하는 순간 잃음이 시작된다.

*외치는 정의보다 행동하는 정의를 실현하라.

*드러내는 선행보다 감출 줄 아는 선행이 아름답다.

*외로움은 마음에 갈증을 느끼는 것이고
  고독은 마음에 허기를 느끼는 것이다.
*고독은 천재들의 놀이터요, 철학자들의 안식처다.

*내 밖의 나는 소유의 갈등을 일으키고
  내 안의 나는 도덕적 갈등을 일으킨다.

*정직은 가난하며
  정의는 고독하고
  진리는 외롭다.

*위대한 모든 생각은 걷기로부터 나온다.(니체)

*철학이란
  영혼의 건강을 탐구 하는 것이며
  현실에서 한 걸음 물러나서 생각한 뒤에
  두 걸음 앞선 행동을 하는 것이다.

*홀로의 진정한 가치는 또 다른 나와 함께를 위함이다.

*언제나 최선을 다한다면 언젠가 최고가 될 것이다.

*인간의 일생이란?
　모두 자기 자신에게 도달하기 위한 여정이다.
　　　　　　　　　　　(헤르만 헷세의 데미안 중에서)

*종교가 우리에게 필요한 이유는
　마음이 쉴 자리를 찾기 위함이다.(노영찬. 2019)

*신에 대한 믿음은 창조의 위대함과 신비로움을 받아들이는
　것이다. (마이클 샌델, 2021)

*인간은 누구에게나 고독할 권리가 있다. (이근화)

*용기는 두려움이 없는 것이 아니라
　두려움에 저항하고 극복하는 것이다. (마크트웨인)

* 시련을 피할 수 없는 상황이라 하더라도
그 시련에서 여전히 유용한 의미를 찾아낼 수 있다는 것이다.
　　　　　　　　　　　　　　(빅터 프랭클, 2017)

*노인은 청춘의 힘을 이길 수 없지만
　청춘은 노인의 경험을 이길 수 없다.

*신(神)에 대한 믿음은 창조의 위대함과 신비로움을
 받아들이는 것이다. (마이클 샌델, 2021)

*잘 다스려진 자아는 인간의 빛이다. (초기 경전)

*오늘 여기 살아 있지만,
 내일 이곳을 떠날 우리
 그래서 나는 내 가까이 있는 사람들을
 오늘 최선을 다해
 사랑하리라 마음 먹습니다. (김동길)

*위대한 발견은 사소한 변화를 세심하게 관찰하는 데서 발견 된다.

*살아서 죽은 자의 삶은 참 삶이요,
 죽어서 살아있는 자의 삶은 참 죽음이다.

오늘을 사랑하라

오늘을 사랑하라
어제는 이미 과거 속에 묻혀 있고
미래는 아직 오지 않은 날이라네
우리가 살고 있는 날은 바로 오늘
우리가 사용할 수 있는 날도 오늘
우리가 소유할 수 있는 날은 오늘 뿐

오늘을 사랑하라
오늘에 정성을 쏟아라
오늘 만나는 사람을 따뜻하게 대하라
오늘은 영원 속의 오늘
오늘처럼 중요한 날도 없다
오늘처럼 소중한 시간도 없다

오늘을 사랑하라
어제의 미련을 버려라
오지도 않은 내일을 걱정하지 말라
우리의 삶은 오늘의 연속이다
오늘이 30번 모여 한 달이 되고
오늘이 365번 모여 일 년이 되고
오늘이 3만 번 모여 일생이 된다(토마스 칼라일)

건강에 자신이 없다면

두 가지 측면에서 곰곰이 생각해보라
첫째,
자신의 음식 습관에 대하여 달고 짠 음식의 섭취 비율이 어떤지
먹는 양은 적절한지에 대해
둘째,
자세와 행동에 대한 생활습관에 대해
자세히 관찰하고 지적(知的)으로 탐구하며
과학적으로 분석하라
그리하면 자신의 건강 문제의 원인을 알 수 있게 될 것이다

그런 다음에 한 가지씩 잘못된 부분에 대해
단계적으로 변화를 시도하라
그리하면 다음날부터 당신의 몸은
긍정적 변화를 느끼게 될 것이다

알고도 행함이 없다면 진실로 모르는 것이요
영원히 알 수 없는 것이다
우리의 삶에 있어서 행함이 없는 앎은
최대의 적이 될 수 있으며
결국엔 불행의 씨앗을 자라게 하는 방관자가 되는 것이다
앎이 내것이 아니고
행함이 곧 내 것임을 깊이 인식하라

네 몸짓으로 기도하라

여호와의 하나님이 흙으로 사람을 지으시고
생기를 불어 넣으시니 사람이 생령이 된지라(창세기 2:7)

부모님께서는 나의 몸을 주셨지만
하나님께서는 그 몸의 삶과 구원을 위해
호흡을 주셨네, 생명을 주셨네, 영혼을 주셨네
부모님이 주신 몸은 죄가 많지만
하나님께서 주신 영혼은 죄가 없네

"네 몸이 곧 성전이라(사도바울)"
부모님이 주신 몸과 행동에는 예(禮)와 효(孝)를 다하고
생명과 영혼을 주신 하나님 아버지께는
항상 감사하고 범사에 감사하는 마음을
깊~이 묵상할 수 있는 지혜를 주시옵소서

날마다 우리에게 거저 주시는 소중한 호흡이
하나님께서 주신 가장 소중한 생명이요 영혼임을
지금 이 시간 마음속 깊~이 깨닫게 하소서

그리하여 오늘 하루도 우리가 무엇을 하든지
그 몸짓이 항상 감사의 기도가 되게 하소서

"명상의 몸짓"의 핵심 결론

명상의 몸짓은
필자가 10년 간 연구하여 개발한 특별한 운동이며 이는 "힐링의 몸짓"과 "깨달음의 몸짓"(道)을 구현 할 수 있는 창조적이고 예술적인 몸짓이다.

"명상의 몸짓" 수련의 핵심 요점
몸짓에 심호흡과 리듬이 절묘한 조화를 이루어 신체 각 관절의 가동범위를 극대화 하기 위한 최대의 긴장과 완전한 이완의 간격을 넓혀 신체적 한계를 극복하여 몰입상태의 느린 순수 몸짓을 행하면서 득도(得道)를 향해 나아가는 것이다.

네 몸짓에 생각을 담으면 수준이 높아지고
네 몸짓에 의미를 담으면 가치가 발생하며
네 몸짓에 철학을 담으면 도(道)를 향해 나아갈 것이다

명상의 몸짓 수련을 위한 5가지 훈(訓)
1, 네 몸짓에 예(禮)를 갖추어라
2, 네 몸짓이 시(詩)가 되게 하라
3, 네 몸짓에 철학을 담아라
4, 네 몸짓이 예술이 되게 하라
5, 네 몸짓으로 기도하라

깨달음을 향한 "명상의 몸짓"이란?

최고도의 긴장된 몸짓이
신체적 한계점에 도달 했을 때,
최악의 고통을 맞이하게 되고,

고통이 정점에 왔을 때
인내심의 한계점에 부딪쳐
삶과 죽음의 경계선에 서게 되며,
이 순간 "몰입" 이라는
환희의 순간을 맞이하게 된다.

이 몰입의 순간
완전히 이완된 몸과 마음이
하나되어 행하는 몸짓이
곧 깨달음(得道)을 향한
"명상의 몸짓" 으로 나아가게 되는 것이다.

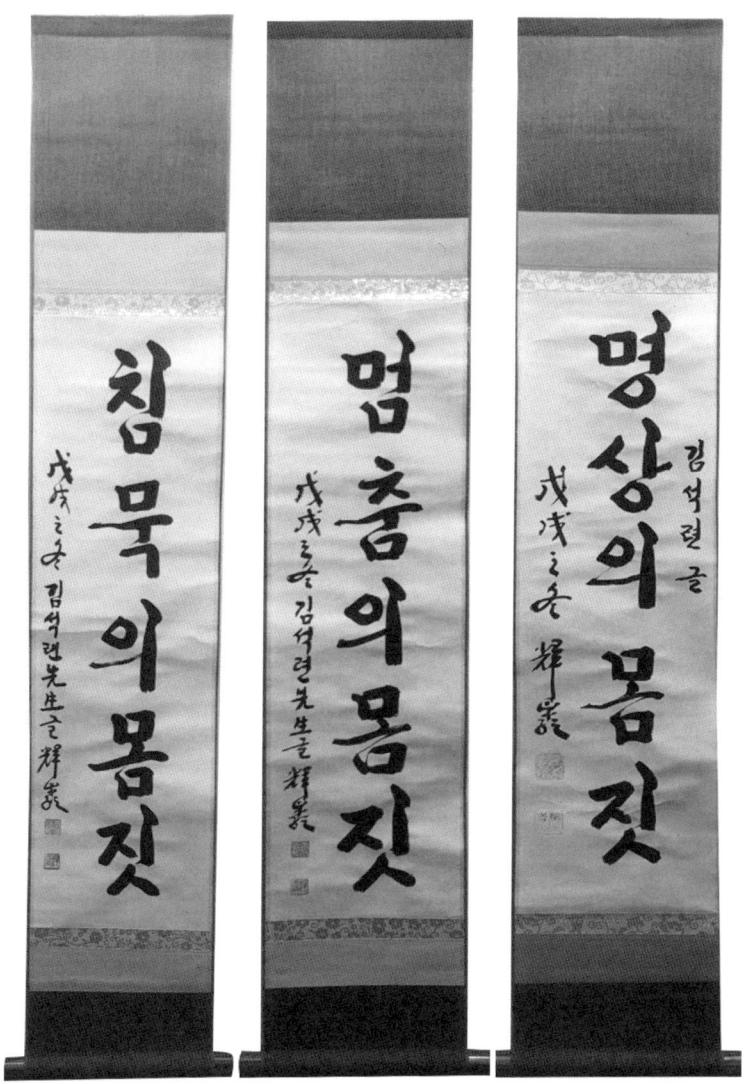

극세 서예가 이희철 명필(세상에 이런일이 882회 출연자)

| 참고문헌 |

강정진(2003), 영원한 대자유인, 궁리출판.
게랄트 휘터(2019), 존엄하게 산다는 것,(박여명 역), 인플루엔셜.
고도원(2017), 절대고독, 꿈꾸는 책방. 고도원의 아침.
고예지(2015), 묵자, 미래사.
김동길(2019), 내 마음의 노래, 나남.
김범택(아주대학교 가정의학과 교수): 나는 몸신이다 방송.
김상옥(경희대 교수)2019, 가을 카오스 강연중에서(유튜브 영상)
김석련(2012), 멈춤의 몸짓(태권도 교육철학), 서정문학.
김원일(2012), 장자. 북마당
김태신(1992), 라훌라의 사모곡, 상·하. 한길사.
노영찬(2005), 우리가 길이요 우리가 책이다, 대한미디어.
네이버 닷컴: https://www.naver.com/
다마키 고시로(1991), 화엄경의 세계, 이원섭 역, 현암사.
달라이라마(1994), 선한 마음(류시화 역, 2017), 불광출판사.
데일카네기(2013), 힐링의 힘,(임은진 역), 해피&북스.
류예(2015), 묵자,(고예지 역), 미래사
로버터 마우어 외(2016), 두려움의 재발견, 경향BP
레이첼 카슨(2020), 침묵의 봄, 김은령 역, 에코리브르.
리처드 도킨스(2009), 만들어진 신, 김영사.
마이클 샌델(2021), 공정하다는 착각,(함규진 역), 와이즈베리
명상호흡 사이버 문화센터.

무비(2005), 금강경 강의, 불광출판부

무 량(2004), 왜 사는가, 열림원.

문이재(2006), 소유, 북소리

미국 건강정보 사이트: www.prevention.com

미하이 칙센트미하이(1918), 몰입의 즐거움(이희재 역), 해냄출판사

박영규(2001), 달마에서 성철까지, 도서출판 들녘.

박현태(1989), 영혼의 겨울일기, 영신문화사.

법정(1988), 물소리 바람소리, 샘터출판사.

법 정(1990), 말과 침묵, 샘터.

법정(1998), 산에는 꽃이 피네, 동쪽나라

법정(2010), 오두막 편지, 이레출판사.

블로그: daum.net/rotakdmf1028/15722770

빅터 프랭클(2017), 죽음의 수용소에서,(이시형 역), 청아출판사

사이토 다카시(2015), 혼자 있는 시간의 힘(장은주 역), 위즈덤하우스

서대원(2011), 주역강의, 을유문화사.

서윤석(2021), 무심한 구름, 시문학사.

석가, SOONIL ZEN CENTER, 긴 라훌라 교계경 (Long life with rahla)

성철(2007), 무엇이 너의 본래 면목이냐, 장경각.

송원(2001), 반야심경, 상아출판사

스즈끼 다이세쯔(1990), 선 공부, 박용길 역, 해뜸 출판사.

소걀 린포체(1993),티베트의 지혜, 오진탁 역, 민음사.

쉬캉성,(유희재 신창호 옮김)(2005), 老子評博 미다스북스.

쉬운성경(2013), 쉬운 한영성경 편찬위원회, 아가페출판사.

야마다 도모오(2019), 스탠퍼드식 최고의 피로회복법(조혜선 역), 비타북스

오프라윈프리(2019), 내가 확실히 아는 것들
　　　　　　　(송연수 역), 북하우스 퍼블리셔스.
우리가곡연주협회 cafe.daum.net/busangagok/fj3A/134
우승택(2006), 사랑하면 보인다, 도서출판 장승.
우보(2018), 구경(정신세계로의 여행), 바른북스.
유종호(1995), 시란 무엇인가, 민음사.
유태우(2008)역, 내 몸 사용설명서(You The Owner's Manual) 김영사
이근화(2018), 고독할 권리, 현대문학
이경재(1995), 일본을 재판한다, 도서출판 답게.
이병창(2015), 몸의 심리학, 정신세계사.
이시형(2017.1.20.), MBC스페셜.
이시형(2019), 대한민국 명사포럼, BBS불교방송.
이원섭(1992), 선시(禪詩), 민족사.
이청(1993), 우리옆에 왔던 부처(성철 큰스님 전기소설), 일요신문사.
이청담(1992), 마음, 호암 출판사.
육성숙(2021), 소매틱(신체심리) 치유&재활요가, 솔과학.
윤덕현(2018), 가슴의 대화, 김영사
윤성해(1988), 법화산림(法華山林), 우리출판사.
임어당(1982), 생활의 발견(이성호 역), 범조사.
에클라비아(Eklavya, 2018), 명상이 쉬워요(김윤탁 옮김), 티움
앤드류D.후버맨(스탠포드 대학교 신경생물학과 교수):
　　　　　　　http://me2.do/GgVZH3X5
위키백과 사전: https://ko.wikipedia.org/wiki/
정다운(1992), 옷을 벗지 못하는 사람들, 도서출판 밀알.

정목(1990), 生은 지금 이곳에서 피어나는 꽃, 도서출판 삼천리.

정선근(서울의대 재활의학과 교수): 블로그.

천재는 확률을 계산하지만, 승부사는 천재의 판단을 읽는다:

http://lsk.pe.kr/885

최진석(2016), EBS 특별기획 "통찰"

최진석(2018), EBS 인문학 특강, 노자6강, 노자 9강.

최진석(2021), 탁월한 사유의 시선, 21세기 북스.

최태웅(2011), 노자의 도덕경, 새벽이슬.

파드마삼바바(2002), 티벳 死者의 書, 류시화 역, 정신세계사.

프랜시스 타폰(2007), 너만의 길을 가라, 홍은택 역, 시공사.

한국대표 서정시선13, (2011), 서정문학 시집.

황의동(2013), 이율곡 읽기, 세창미디어.

헤르만 헤세(2021), 싯타르타(박병덕 역), 민음사

혜민(2013), 멈추면 비로소 보이는 것들, 쌤앤파커스.

혜민(2018), 혜민 스님의 따뜻한 응원. 수오서재.

혜민(2019), 고요하지만 밝아지는 것들. 수오서재.

MBC 프라임 176회(2011,8), 삶을 바꾸는 숨(런던 대학교 골드스미스 칼리지 뇌 과학 연구원, 존 그루질리아 박사, 뇌파진동명상, 아이엔 요가, 마음챙김 명상이 정서 조절과 웰빙에 미치는 효과에 관한 비교연구)

By Thomas Hanna(1993), Healing Arts Press.

생명의몸(THE BODY OF LIFE), 김정명 역(2013), 소피아출판사.

Eklavya(2018), 명상이 쉬워요, 김윤탁 옮김, 티움

세네카(2022), 불안한 날들을 위한 철학, 강경이 옮김, 다산북스

Herbert Benson. 호흡이란? [MBC프라임]: 하버드의대 심신의학 연구소,

(YouTube) http://blognaver.com
Julia B Cameron(2017), AHE ARTIST'S WAY, 임지호 역, 경당.
KENT NERBURN(2007), 작은유산(세상을 보는 16가지 지혜)
　　　　　　　공경희 역, 체온365출판
Mihaly Csikszentmihalyi(2010), Finding Flow(몰입의 즐거움),
　　　　　　　이희재 역, 해냄출판사
OSHO(2004), Zarathustra By Osho, 쁘렘요잔(역)
Thich, N, H(2001). Anger. 최수민(역), 2002. 화, 명진출판사.
Thich, N, H(2003). Power. 최수민(역), 2003, 힘, 명진출판사.
Thich, N, H(2003). 비움. 전세영(역), 2003, 중앙M&B출판사.
StephenR.Covey, 성공하는사람들의8번째습관 2005, 김영사 pp84~85

*표지 디자인 및 삽화 : 김형준(미국 RISD 미술대학, 일러스트 학과 졸업, 작가)

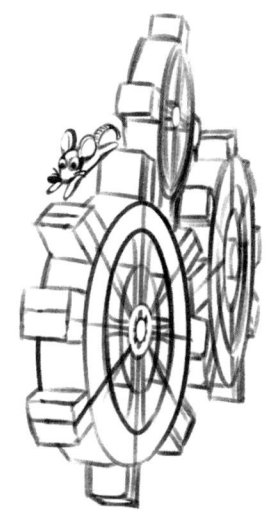

| 저자 약력 |

이름: 김석련 (Ph.D.). "명상의 몸짓 수행자"
필명: 도겸(濤謙)
훈(訓): "살아서는 춤을 추고, 죽을 때는 노래를 부르리라"
· 미국 버지니아 주립 조지메이슨대학교 한국학연구소 연구원
· 한국 태권도 국가대표 선수단 팀 닥터.
· 열린태권도 연구소 소장
· 한국『서정문학』등단 시인(詩人).

* 중요저서: 멈춤의 몸짓(한글, 영문판)
            태권도 커리큘럼(한글, 영문판) 외 12권
· 한국대표서정시선 공저(7권). 워싱턴 윤동주 문학 제3호

· 중요포상: 세계태권도연맹 연구공로상.
            서울시체육회 연구상.
            교육부장관 교육공로상.
            한국 보이스카우트 연맹 무궁화훈장 은장 수상
            한국『서정문학』신인문학상 수상. [시(詩) 부문]

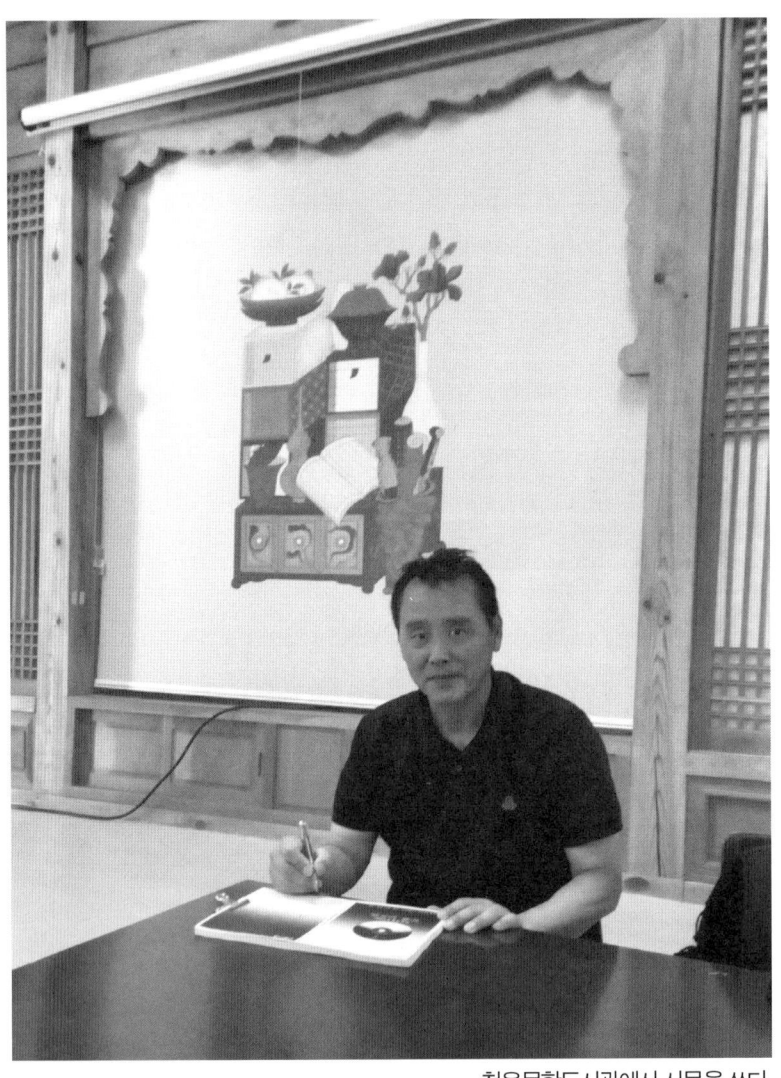

청운문학도서관에서 서문을 쓰다.